普通高等教育"十五"国家级规划教材
新世纪全国高等中医药院校规划教材　配套教学用书

中医诊断学习题集

主编　朱文锋（湖南中医学院）

中国中医药出版社
·北　京·

图书在版编目（CIP）数据

中医诊断学习题集／朱文锋主编．—北京：中国中医药出版社，2017.6（2020.4 重印）

新世纪全国高等中医药院校规划教材习题集

ISBN 978-7-5132-4165-6

Ⅰ．①中⋯　Ⅱ．①朱⋯　Ⅲ．①中医诊断学–中医学院–习题集

Ⅳ．① R241-44

中国版本图书馆 CIP 数据核字（2017）第 071699 号

中国中医药出版社出版

北京经济技术开发区科创十三街31号院二区 8 号楼

邮政编码　100176

传真　010 64405750

山东百润本色印刷有限公司印刷

各地新华书店经销

开本 850×1168　1/16　印张 10.25　字数 243 千字

2017 年 6 月第 1 版　2020 年 4 月第 5 次印刷

书号　ISBN 978-7-5132-4165-6

定价　30.00 元

网址　www.cptcm.com

社 长 热 线　010-64405720

购 书 热 线　010-89535836

侵 权 打 假　010-64405753

微信服务号　zgzyycbs

微商城网址　https://kdt.im/LIdUGr

官方微博　http://e.weibo.com/cptcm

天猫旗舰店网址　https://zgzyycbs.tmall.com

如有印装质量问题请与本社出版部联系（010 64405510）

前　言

为了全面贯彻国家的教育方针和科教兴国战略，深化教育教学改革，全面推进素质教育，培养符合新世纪中医药事业发展要求的创新人才，在全国中医药高等教育学会、全国高等中医药教材建设研究会组织编写的"普通高等教育'十五'国家级规划教材（中医药类）、新世纪全国高等中医药院校规划教材（第一版）"（习称"七版教材"）出版后，我们组织原教材编委会编写了与上述规划教材配套的教学用书——习题集，目的是使学生对已学过的知识，以习题形式进行复习、巩固、强化，也为学生自我测试学习效果、参加考试提供便利。

本套习题集与已出版的46门规划教材配套，所命习题范围与现行全国高等中医药院校本科教学大纲一致，与上述规划教材一致。习题覆盖规划教材的全部知识点，对必须熟悉、掌握的"三基"知识和重点内容以变换题型的方法予以强化。内容编排与相应教材的章、节一致，方便学生同步练习，也便于与教材配套复习。题型与各院校各学科现行考试题型一致，同时注意涵盖国家执业医师资格考试题型。命题要求科学、严谨、规范，注意提高学生分析问题、解决问题的能力，临床课程更重视临床能力的培养。为方便学生全面测试学习效果，每章节后均附有参考答案和答案分析。"答案分析"可使学生不仅"知其然"，而且"知其所以然"，使学生对教材内容加深理解，强化已学知识，进一步提高认知能力。

书末附有模拟试卷，分本科A、B试卷和硕士研究生入学考试模拟试卷，有"普通、较难、难"三个水准，便于学生对自己学习效果的自我测试，同时可提高应考能力。

本套习题集供高等中医药院校本科生、成人教育学生、执业医师资格考试人员及其他学习中医药人员与教材配套学习和应考复习使用。学习者通过对上述教材的学习和本套习题集的习题练习，可全面掌握各学科的知识和技能，顺利通过课程考试和执业医师考试，为从事中医药工作打下坚实的基础。

由于考试命题是一项科学性、规范化要求很高的工作，随着教材和教学内容的不断更新与发展，恳请各高等中医药院校师生在使用本套习题集时，不断总结经验，提出宝贵的修改意见，以使本套习题集不断修订提高，更好地适应本科教学和各种考试的需要。

编者

2003 年 5 月

普通高等教育"十五"国家级规划教材　配套教学用书
新世纪全国高等中医药院校规划教材

《中医诊断学习题集》编委会

主　编　朱文锋（湖南中医学院）
编　委　（以姓氏笔画为序）
　　　　丁成华（江西中医学院）
　　　　王丹芬（甘肃中医学院）
　　　　方朝义（河北医科大学中医学院）
　　　　尹必武（安徽中医学院）
　　　　付　娟（天津中医学院）
　　　　庄泽澄（山东中医药大学）
　　　　孙益鑫（安徽中医学院）
　　　　严石林（成都中医药大学）
　　　　李　杰（青海医学院）
　　　　杨牧祥（河北医科大学中医学院）
　　　　杨泰生（山东中医药大学）
　　　　杨　梅（云南中医学院）
　　　　吴承玉（南京中医药大学）
　　　　张绍灵（长春中医学院）
　　　　张新渝（成都中医药大学）
　　　　陆小左（天津中医学院）
　　　　郑　进（云南中医学院）
　　　　袁肇凯（湖南中医学院）
　　　　贾育新（甘肃中医学院）
　　　　黄碧群（湖南中医学院）
　　　　谢梦洲（湖南中医学院）

编写说明

  本习题集是对已学过的《中医诊断学》知识，以习题形式进行复习、巩固、强化，亦为学生应考提供便利。

  本习题集的读者对象为高等中医药院校本科生、成人教育学生、执业资格考试人员及其他学习中医药的人员。

  习题编写的范围与教学大纲一致，以朱文锋主编的普通高等教育"十五"国家级规划教材、新世纪全国高等中医药院校规划教材《中医诊断学》为蓝本。习题覆盖了教材内容的全部知识点，对必须掌握的基本知识、重点内容以变换题型的方式给予了强化。为便于同步复习、练习，习题与教材的章节顺序保持一致。各章习题之后有参考答案或答案分析，答案与教材内容保持一致。书末附有5份模拟试卷，供使用者自己对学习的情况进行测试。

  本习题集由新世纪全国高等中医药院校规划教材《中医诊断学》编委会为主编写。欢迎使用者提出宝贵意见，以使之完备。

编者 2002 年 10 月

题型及答题规则

一、A型题：即单项最佳选择题。包括单项最佳肯定选择题和单项最佳否定选择题。由一个题干与五个备选答案组成。从备选答案中选择一个最恰当的作为答案，在（　　）中填入所选答案号。每题1分。

二、B型题：即配伍题。由一组备选答案与几个问题组成的题干构成。备选答案超过5个者称扩展B型题。每一问题（题干）选择一个与其关系最密切的答案，在（　　）中填入所选答案号。每题1分。

三、X型题：即多项是非选择题。由一个题干与5个备选答案组成。可从备选答案中选择多项与问题有关的答案，在（　　）中填入所选答案号，须全部选准方可记分。每题1分。

四、是非题：对所述内容进行是非判断，在（　　）中正确填Y，错误填N。每题1分。

五、填空题：在空格上填入适当内容。每题1~3分。

六、简答题：简要回答所提问题。每题2~4分。

七、判断说明题：先对题干所述内容进行判断，在（　　）内记√或×。然后阐述该题正确或错误的理由。每题3~4分。

八、论述题：就所提问题进行论述。每题4~6分。

九、病案分析题：对所介绍的病案，按要求进行辨证（和/或疾病）诊断、辨证分析等回答。每题6~8分。

目　　录

绪　　论

习题

一、A型题

1. 中医诊断学基本原理与近代控制论的"黑箱"理论相似之处是哪项？（　　）
　A. 以常衡变　　B. 见微知著
　C. 司外揣内　　D. 诊法合参
　E. 整体审察

2. 下述哪项不是中医诊断的内容？（　　）
　A. 收集病情资料
　B. 判断健康与否
　C. 作出疾病诊断
　D. 辨别确定证名
　E. 提出治疗原则

3. 病人的病情表现不宜称作：（　　）
　A. 症状　　　B. 病候
　C. 病机　　　D. 病形
　E. 病状

4. 下述哪项属于"症状"？（　　）
　A. 心烦失眠　　B. 喉中痰鸣
　C. 腹如舟状　　D. 脉细无力
　E. 舌苔薄黄

5. 下述哪项属于"体征"？（　　）
　A. 头晕而重　　B. 恶心欲吐
　C. 神疲乏力　　D. 手指麻木
　E. 肢体震颤

6. 下列哪项是中医诊断学最主要的内容？（　　）
　A. 诊法　　　B. 诊病
　C. 病案　　　D. 治法

E. 处方

7. 下列哪项属于"病"的概念？（　　）
　A. 高热　　　B. 胸闷
　C. 内风　　　D. 内痔
　E. 气滞

8. 下列哪项不属于"病"的概念？（　　）
　A. 麻疹　　　B. 胸痹
　C. 悬饮　　　D. 痢疾
　E. 脾虚

9. 下列哪项最能说明中医诊断的基本原理？（　　）
　A. 审症求因　　B. 司外揣内
　C. 四诊合参　　D. 治病求本
　E. 脏腑经络

10. 下列哪项不属于"病"的概念？（　　）
　A. 锁骨骨折　　B. 肝阳化风
　C. 疫毒痢　　　D. 蛔厥
　E. 白喉

11. 下列哪项不是"证名"？（　　）
　A. 肝阳化风　　B. 烂喉丹痧
　C. 脾肾阳虚　　D. 痰热壅肺
　E. 膀胱湿热

12. 下列哪项不属"证"的概念？（　　）
　A. 心阳虚　　　B. 卫分证
　C. 肝血虚　　　D. 肝火盛
　E. 湿温

13. 下列何种观点最正确？（　　）
　A. 望诊为四诊之首
　B. 医之诊病全凭脉

1

C. 诊病须四诊合参

D. 医以问诊为首要

E. 生死之辨在于舌

14. "见微知著"的诊断原理最主要是指：（ ）

A. 从轻微的表现预测严重的病变

B. 从局部的微小变化测知整体情况

C. 从隐蔽的症状测知明显的症状

D. 从易忽略的体征中求得病情

E. 运用特殊诊法诊断出病证

二、B 型题

A. 腰膝酸软　　B. 膀胱湿热

C. 血行不畅　　D. 胃肠病变

E. 封藏失职　　F. 面色苍白

G. 妊娠恶阻　　H. 外感风寒

15. 上述哪项属于病名？（ ）

16. 上述哪项属于证名？（ ）

17. 上述哪项属于体征？（ ）

A. 张仲景　　B. 华佗

C. 李时珍　　D. 王叔和

E. 扁鹊

18.《濒湖脉学》的作者是：（ ）

19.《脉经》的作者是：（ ）

A. 认为四诊是神圣工巧的技能

B. 论脏腑寒热虚实生死顺逆之法

C. 对病因辨证的理法较为完备

D. 最早创立对黄疸进行实验观察

E. 论述病源与病候的专著

20.《诸病源候论》的突出贡献是：（ ）

21.《中藏经》的主要内容之一是：（ ）

三、X 型题

22. 下述哪些属于"体征"？（ ）

A. 耳鸣　　B. 脉浮

C. 神昏　　D. 口苦

E. 下肢浮肿

23. 下述哪些属于"症状"？（ ）

A. 胸闷　　B. 舌淡红

C. 头痛　　D. 呕吐

E. 腹胀

24. 下列哪些属于中医诊断的基本原理？（ ）

A. 四诊合参　　B. 见微知著

C. 司外揣内　　D. 病证结合

E. 以常衡变

四、是非题

25. 临床诊病时一定要按望闻问切顺序进行。（ ）

26. "辨病"与"辨证"的含义相同。（ ）

五、填空题

27. "证名"是对疾病当前所现证候的_____、_____、_____、_____等所作的概括。

28. "证"的形成是_____与_____两方面作用的结果。

29. 病案又称_____，古称_____。病历应记录的内容主要有_____、_____、_____、_____。

30. 中医诊断的基本原则，有_____、_____、_____。

六、简答题

31. 整体审察的含义有哪两方面？

32. 何谓"证型"？

33. 简述病历要求主要记录哪些内容？

34. 中医诊断的基本原理是哪几点？

35. 据《素问·阴阳应象大论》"以我知彼，以表知里，以观过与不及之理，见微得过，用之不殆"的原文，阐释中医诊断的基本原理。

36．中医诊断的"以常衡变"为何义？

七、论述题

37．何谓"证"、"症"？二者有何区别与联系？

38．试举例说明"司外揣内"的含义。

39．举出三种中医诊断"见微知著"的典型例证。

40．诊病时为什么要"诊法合参"？

41．为什么说"熟读王叔和，不如临证多"？

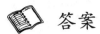答案

一、A型题

1．C　2．E　3．C　4．A　5．E

6．A（答案分析：诊法较之诊病、病案，更是中医诊断的主要内容，治法、处方属治疗，故为A。）

7．D　8．E　9．B　10．B　11．B

12．E（答案分析：湿温为病名，其余均是常见证名，故为E。）

13．C

14．B（答案分析："见微知著"的本义为从微小、局部的变化测知明显、整体的情况。故为B。）

二、B型题

15．G　16．B　17．F　18．C　19．D
20．E　21．B

三、X型题

22．B，C，E　23．A，C，E
24．B，C，E

四、是非题

25．N（临床诊病时，有时是望色在先，有时是闻声在先，有时是问病在先，并不都是按问望闻切或望闻问切的固定顺序进行。）

26．N（病是对疾病全过程的特点与规律所作的概括，证是对疾病当前阶段的病位、病性等所作的结论。病注重从贯串疾病始终的根本矛盾上认识病情，证主要是从机体反应状况上认识病情。）

五、填空题

27．病位、病因、病性、病势

28．致病因素，机体反应

29．病历，诊籍。病史、病情、诊断、治疗

30．整体审察、诊法合参、病证结合

六、简答题

31．一指收集病人的临床资料时，必须从整体上进行多方面的考虑。另指对病情进行全面分析、综合判断。

32．临床较为常见、典型、证名规范的证，可称为"证型"。

33．要求把病人的详细病情、病史、诊断和治疗等情况，作如实的记录。

34．包括司外揣内，见微知著，以常衡变。

35．在认识事物时，应当采取知己知彼，从外测内，观察事物表现的太过或不及，通过微小的改变看出反常的所在，从而认识事物的本质。

36．常，指健康的、生理的状态；变，指异常的、病理的状态。以常衡变，是指在认识正常的基础上，发现太过、不及的异常变化。

七、论述题

37．证——是对疾病过程中所处一定（当前）阶段的病位、病因、病性以及病势等所作的病理性概括。症——指疾病所反映

的现象，包括"症状"、"体征"，统称症状，或简称"症"。二者关系——症是辨别证候的主要依据；症只是疾病的现象，证是对疾病本质的认识。

38．通过诊察反映于外部的病理现象，可以测知内脏的变化，称为"司外揣内"。如面、睑、唇、舌、甲颜色淡白，眩晕、心悸、多梦、肢麻、脉细无力等表现，可测知由于血液亏少，不能濡养脏腑、经络、组织而表现的血虚证。

39．"见微知著"，指机体的某些局部，常包含着整体的生理、病理信息，通过微小的变化，可以测知整体的情况。如面部色诊分候法、脉诊的独取寸口法、舌诊的分候脏腑法等这些局部细微变化，可以推断全身整体的变化。

40．由于疾病是一个复杂的过程，其临床表现可体现于多个方面，必须诊法合参，才能全面、详尽地获取诊断所需的临床资料；同时望、闻、问、切四诊是从不同的角度检查病情和收集临床资料，各有其独特的方法与意义，不能互相取代。

41．因为中医诊断的理论性、实践性很强，而理论必须同实践相结合，所以前人说"熟读王叔和，不如临证多"，强调了临床实践在学习中医诊断中的重要意义。

第一章　问诊

习题

一、A型题

1. 中医问诊应该是：（　　）
   A. 向病人或陪诊者广泛询问
   B. 询问现在症
   C. 询问既往史
   D. 询问家族史
   E. 向病人或陪诊者有目的的询问

2. 以"十问"概括问诊的医学家是：
（　　）
   A. 张仲景　　　B. 李时珍
   C. 张介宾　　　D. 喻嘉言
   E. 赵晴初

3. 下列哪项不是对问诊的要求？
（　　）
   A. 环境安静适宜
   B. 态度严肃和蔼
   C. 不用医学术语
   D. 资料完整准确
   E. 及时进行检查

4. 下列哪项不属问诊的内容？（　　）
   A. 气色　　　　B. 疼痛
   C. 腹胀　　　　D. 心悸
   E. 胸闷

5. 下列哪一项不属问一般情况的内容？
（　　）
   A. 姓名　性别　年龄
   B. 婚否　现住址
   C. 民族　籍贯
   D. 职业　工作单位

E. 工作简历

6. 病人就诊时最感痛苦的症状、体征及其持续时间，属：（　　）
   A. 现在症　　　B. 现病史
   C. 主诉　　　　D. 生活史
   E. 既往史

7. 下列主诉，哪项最正确？（　　）
   A. 诊为肝癌而来就诊
   B. 发热、咳嗽、吐痰
   C. 患痢疾三个月
   D. 胁胀、肝肿大一周
   E. 头晕一周，加重半天

8. 现病史应除外哪一项？（　　）
   A. 发病情况　　B. 病变过程
   C. 诊治情况　　D. 现在症状
   E. 预防接种情况

9. 问发病的内容应除外哪一项：
（　　）
   A. 发病前有何疾病
   B. 发病的缓急
   C. 发病的原因和诱因
   D. 发病时的症状
   E. 当时作何处理

10. 下列哪项不属既往史的内容？
（　　）
   A. 既往健康情况
   B. 既往所患疾病
   C. 既往居住环境
   D. 既往有无药物过敏
   E. 既往做过何种手术

11. 个人生活史应除外哪一项？（　　）
   A. 生活经历　　B. 曾患疾病
   C. 精神情志　　D. 饮食嗜好

E.婚姻生育

12.下列何症一般与气候因素最相关？
（　　）

  A.胁痛　　　　B.胸闷

  C.胃脘痛　　　D.关节痛

  E.眩晕

13.新起恶寒重发热轻，最常见于：
（　　）

  A.里寒证　　　B.伤风证

  C.表热证　　　D.表寒证

  E.半表半里证

14.但寒不热见于：（　　）

  A.表热证　　　B.伤风证

  C.里实证　　　D.里寒证

  E.半表半里证

15.寒热往来见于：（　　）

  A.表热证　　　B.虚热证

  C.实热证　　　D.里热证

  E.半表半里证

16.潮热的成因应除外哪一项？（　　）

  A.阳明腑实　　B.热入营分

  C.阴虚火旺　　D.气虚发热

  E.血瘀化热

17.渴不多饮，身热不扬，多属：
（　　）

  A.阳明腑实　　B.阴虚内热

  C.湿热内蕴　　D.热入营血

  E.血瘀发热

18.骨蒸潮热，多见于：（　　）

  A.阳明腑实　　B.湿温发热

  C.阴虚发热　　D.营分发热

  E.血瘀发热

19.长期低热，劳累则甚，少气乏力，
多为：（　　）

  A.血虚发热　　B.阴虚发热

  C.气虚发热　　D.气郁发热

  E.气阴两虚

20.小儿夏季长期发热，烦渴多饮无

汗，秋凉自愈，多为：（　　）

  A.气虚发热　　B.阴虚发热

  C.血虚发热　　D.气郁发热

  E.气阴两虚

21.病人时有微热，抑郁易怒者，多
为：（　　）

  A.血瘀发热　　B.阴虚发热

  C.血虚发热　　D.气郁发热

  E.气虚发热

22.病人低热面白，心悸头晕，舌淡脉
细，多为：（　　）

  A.气虚发热　　B.血虚发热

  C.血瘀发热　　D.气郁发热

  E.阴虚发热

23.温病或伤寒邪正剧争阶段，病变发
生转折时，可表现为：（　　）

  A.大汗　　　　B.自汗

  C.盗汗　　　　D.战汗

  E.心胸汗

24.战汗产生的机理是：（　　）

  A.邪胜正衰　　B.正邪剧争

  C.正胜邪退　　D.正邪俱衰

  E.寒邪袭表

25.醒时经常汗出，活动尤甚，称为：
（　　）

  A.大汗　　　　B.自汗

  C.盗汗　　　　D.战汗

  E.绝汗

26.病人恶寒战栗而后汗出，称为：
（　　）

  A.寒战　　　　B.自汗

  C.盗汗　　　　D.绝汗

  E.战汗

27.气滞所致的疼痛一般不见哪一项？
（　　）

  A.头胀痛　　　B.胁胀痛

  C.胸胀痛　　　D.胃胀痛

  E.腹胀痛

28. 巅顶痛属于：（　　）

    A. 太阳经　　B. 阳明经

    C. 少阳经　　D. 少阴经

    E. 厥阴经

29. 前额及眉棱骨痛属于：（　　）

    A. 太阳经　　B. 阳明经

    C. 少阳经　　D. 少阴经

    E. 厥阴经

30. 后头连项痛属于：（　　）

    A. 太阳经　　　B. 阳明经

    C. 少阳经　　　D. 少阴经

    E. 厥阴经

31. 胸背彻痛剧烈，发病急骤，面色青灰，多因：（　　）

    A. 肺热炽盛　B. 痰热壅肺

    C. 饮停胸胁　D. 痰瘀阻滞肺络

    E. 心脉急骤闭塞

32. 壮热胸痛，咳嗽气喘，苔黄燥，多因：（　　）

    A. 肺热炽盛　B. 痰热壅肺

    C. 肺胃热盛　D. 风热犯肺

    E. 肺阴亏虚

33. 胃脘剧痛暴作，出现压痛及反跳痛者，可能是为：（　　）

    A. 寒邪犯胃　B. 血瘀胃络

    C. 胃脘气滞　D. 食积胃脘

    E. 胃穿孔

34. 惊悸不寐，烦躁不安，多因：（　　）

    A. 突受惊吓　B. 心气不足

    C. 心阴亏虚　D. 胆郁痰扰

    E. 水气凌心

35. 胸痛，颧赤，盗汗，午后发热者，多为：（　　）

    A. 心阴虚　　B. 心脉痹阻

    C. 肺阴虚　　D. 热邪犯肺

    E. 痰热壅肺

36. 头晕，目赤肿痛，口苦易怒，脉弦数者，多为：（　　）

    A. 痰湿内阻　B. 肝阳上亢

    C. 肝火上炎　D. 瘀阻脉络

    E. 肾虚精亏

37. 头晕空痛，腰膝酸软者，多因：（　　）

    A. 痰湿内阻　B. 气血不足

    C. 肾精亏虚　D. 肝阳上亢

    E. 肝火上炎

38. 时感肌肤麻木的原因，下列哪项最为常见？（　　）

    A. 肾精不足　B. 肝阴亏虚

    C. 风痰阻络　D. 风寒入络

    E. 血虚失养

39. 导致心悸的原因，下述哪项最不可能？（　　）

    A. 水气凌心　B. 心阳气虚

    C. 痰蒙心神　D. 心胆气虚

    E. 心脉痹阻

40. 脘痞，嗳腐吞酸，多见于：（　　）

    A. 食积胃脘　B. 湿邪困脾

    C. 饮邪停胃　D. 脾胃气虚

    E. 胃阴亏虚

41. 腹胀拒按，其成因一般不含哪项？（　　）

    A. 饮停胃肠　B. 食积胃肠

    C. 肠道气滞　D. 脾胃气虚

    E. 燥热结肠

42. 清醒时精液流出，称为：（　　）

    A. 早泄　　　B. 遗精

    C. 滑精　　　D. 阳痿

    E. 梦遗

43. 身重不见于下列哪项？（　　）

    A. 脾气亏虚　B. 肝胃阴虚

    C. 湿困脾阳　D. 水泛肌肤

    E. 热病后期

44. 月经量少而质稀，最常见的原因是：（　　）

A.肾阴虚　　B.瘀血阻滞
C.寒邪凝滞　D.血液亏少
E.血热内炽

45.突发耳鸣，声大如雷，按之尤甚者，不见于：（　　）

A.肝阳上亢　B.气血瘀滞
C.气血亏虚　D.药毒伤耳
E.肝火上扰

46.目眩的成因，一般不见哪一项？（　　）

A.气滞血瘀　B.肝阳上亢
C.痰湿上蒙　D.肝阳化风
E.肝火上炎

47.病人昏昏入睡，呼之难醒，称为：（　　）

A.但欲寐　　B.多眠睡
C.嗜睡　　　D.昏睡
E.昏迷

48.渴喜热饮，饮后吐出，最常见的原因是？（　　）

A.湿热内蕴　B.妊娠恶阻
C.热入营分　D.痰饮内停
E.瘀血内阻

二、B型题

A.恶寒重发热轻
B.发热重恶寒轻
C.发热轻而恶风
D.寒热往来
E.寒热俱重

49.半表半里证的寒热特点是：（　　）
50.伤风表证的寒热特点是：（　　）
51.感受外邪，邪正俱盛的寒热特点是：（　　）
52.风热表证的寒热特点是：（　　）

A.日晡发热，热势较高
B.自觉发热，渴欲饮水
C.午后低热，骨蒸发热

D.身热夜甚，舌绛脉数
E.身热不扬，头身困重

53.湿温发热的特点是：（　　）
54.阴虚发热的特点是：（　　）
55.阳明潮热的特点是：（　　）

A.长期低热，劳累则甚
B.午后夜间低热，颧赤盗汗
C.小儿夏季长期低热
D.时有低热，抑郁易怒
E.低热眩晕，面白舌淡

56.气虚发热常见：（　　）
57.气郁发热常见：（　　）
58.血虚发热常见：（　　）

A.胸胁胀痛　B.痛如针刺
C.关节冷痛　D.空虚隐痛
E.游走作痛

59.血瘀的疼痛特点是：（　　）
60.血虚的疼痛特点是：（　　）
61.气滞的疼痛特点是：（　　）

A.心胸憋闷，时时作痛
B.心痛剧烈，面色青灰
C.干咳胸痛，潮热盗汗
D.胸痛壮热，咳嗽吐痰
E.筋骨关节游走作痛

62.肺阴亏虚之肺痨的疼痛，常表现为：（　　）
63.风寒湿侵袭之痹病的疼痛，常表现为：（　　）
64.痰瘀内阻之胸痹的疼痛，常表现为：（　　）

A.水痘　B.腹痛　C.痹病
D.遗精　E.矽肺　F.瘿瘤

65.上述何病症与性别有关？（　　）
66.上述何病症与职业有关？（　　）
67.上述何病症常与所居地区水土有关？（　　）

A.高热不退，汗出甚多
B.睡则汗出，醒则汗止

C. 病情危重，大汗不止

D. 经常汗出，活动尤甚

E. 先恶寒战栗而后汗出

68. 盗汗是指：（　　）

69. 自汗是指：（　　）

70. 绝汗的表现是：（　　）

A. 头晕面白，神疲体倦

B. 头晕且重，如物缠裹

C. 头晕而胀，面红目赤

D. 头晕刺痛，痛处固定

E. 头晕胀痛，头重脚轻

F. 头晕面白，腰膝酸冷

71. 痰湿内阻者可见：（　　）

72. 肝火上炎者可见：（　　）

73. 肝阳上亢者可见：（　　）

74. 瘀血阻滞者可见：（　　）

A. 热结便秘　B. 寒凝便秘

C. 阴虚便秘　D. 气虚便秘

E. 血虚便秘

75. 大便干结，状如羊屎，舌红少苔，脉细数者，为：（　　）

76. 大便秘结，唇舌淡白，脉细者，为：（　　）

77. 便秘，排便无力，神疲，舌淡脉弱者，为：（　　）

A. 膀胱湿热　B. 肾阳亏虚

C. 肾气不固　D. 痨虫侵袭

E. 癌瘤侵入

78. 尿频清长，腰酸，畏寒肢凉，多属：（　　）

79. 尿频尿急，尿道灼痛，苔黄腻，多属：（　　）

80. 小便失禁或遗尿，腰酸耳鸣，多属：

三、X 型题

81. 个人生活史主要包括：（　　）

A. 生活经历

B. 以往生病情况

C. 精神情志

D. 饮食起居

E. 预防接种情况

82. 现病史主要包括：（　　）

A. 现在症状

B. 以往生病情况

C. 发病情况

D. 病变经过

E. 诊断治疗经过

83. 微热的成因可有：（　　）

A. 里热炽盛　B. 正气亏虚

C. 血液亏虚　D. 阴液亏少

E. 气机郁滞

84. 下列哪几项常可导致腹痛？（　　）

A. 六淫侵袭　B. 肿瘤癥积

C. 心肺阴虚　D. 瘀血内阻

E. 脾胃虚寒

85. 瘀血可见哪些性质的疼痛？（　　）

A. 固定痛　　B. 胀痛

C. 刺痛　　　D. 走窜痛

E. 痛拒按

86. 长期耳鸣耳聋的成因有哪些？（　　）

A. 气血瘀阻　B. 肾虚精亏

C. 肝火上扰　D. 肝肾阴虚

E. 痰湿内蒙

87. 下列诊大便的内容，哪些属问诊范畴？（　　）

A. 排便次数　B. 便量多少

C. 大便性状　D. 颜色气味

E. 排便感觉

88. 下列哪些属于排尿感的异常？（　　）

A. 小便涩痛　B. 余溺不尽

C. 尿量减少　D. 遗尿失禁

E. 癃闭不通

四、是非题

89. 由于"有一分恶寒便有一分表证"，所以恶寒发热仅见于表证。（ ）

90. 肝阳上亢既能引起头胀痛，又能导致头重痛。（ ）

91. 汗液形成的基本条件是津液和阳气。（ ）

92. 因肝属木，味酸，所以口酸只见于肝胃郁热。（ ）

93. 妇女阴道内的分泌物称为带下，均属病理表现。（ ）

94. 妇女经期异常包括月经先期、月经后期、月经先后无定期。（ ）

五、填空题

95. 中医诊法包括_____、_____、_____、_____四诊，舌诊属_____，脉诊属_____。

96. 家族史主要询问患者家庭成员的_____和_____情况。

97. 寒与热的产生主要取决于_____和_____两个方面。

98. 病人自觉怕冷，多加衣被或近火取暖而不能缓解者，谓之_____。病人_____，_____者，谓之畏寒。

99. 潮热是指_____，或_____，如_____的症状。

100. 微热除气虚、阴虚、气阴两虚所致者外，尚可因_____和_____导致。

101. 绝汗又称_____，包括_____之汗和_____之汗。

102. 头汗的病理性原因有_____、_____和_____。

103. 半身汗的病位常在_____汗的半身。多因_____、_____和_____等导致。

104. 常见的局部汗出有_____、_____、_____、_____和_____。

105. 感受外邪、_____、_____、_____、_____、_____所致的疼痛，其病机可称为"_____"。

106. 绞痛的成因主要是_____和_____。

107. 阴气亏虚和_____所致的疼痛，其病机可称为"_____"。

108. 胁痛可因_____、_____、_____、肝阴亏虚等导致。

109. 临床常见的寒热类型有_____、_____。

110. 突然额头冷汗不止，伴有面白肢厥，脉微欲绝，其病情_____，是_____之兆。

111. 胀痛多见于_____、_____、_____及头目等部位。

112. 消谷善饥多见于_____病，多因_____所致；饥不欲食是_____的表现。

113. 病久而完谷不化的原因是_____、_____，脓血大便多属_____的症状。

114. 余溺不尽和小便失禁多因_____所致；尿短赤频数多属_____。

115. 久病本不能食，突然欲食，甚至暴食，称为_____，是_____的征象。

116. 因受惊心悸，谓之_____，无外界诱因而悸动不安，谓之_____。

117. 口味异常包括_____、_____、_____和口咸、口黏腻、口涩等。

六、简答题

118. 什么叫主诉？并举一例。

119. 何谓既往史？既往史包括哪些内容？

120. 何谓恶寒发热？试述其产生的机

理。

121．何谓但寒不热？但寒不热有哪几种证候表现？

122．何谓但热不寒？但热不寒有哪几种类型？

123．何谓壮热、潮热？

124．何谓寒热往来？常见的寒热往来有哪些？

125．何谓自汗、盗汗？

126．何谓战汗？

127．什么是绝汗？不同绝汗的汗出特点是什么。

128．试述胁痛的表现及常见原因。

129．何谓腰痛？试述其成因。

130．何谓不欲食、厌食？

131．何谓消谷善饥、除中？各有何意义？

132．何谓里急后重？主何病证？

133．何谓胸闷？试述其成因。

134．何谓脘痞？何谓腹胀？

135．何谓泄泻、癃闭？

136．何谓阳痿？试述其成因。

137．何谓遗精？试述其成因。

138．何谓耳鸣？怎样区别其虚实？

139．何谓失眠？试述其成因。

140．问月经情况应了解哪些内容？

141．何谓崩漏？

142．何谓闭经？

143．试述问带下的内容。常见的带下有哪三种？

七、判断说明题

144．胀痛虽是气滞的主要表现，但并非所有胀痛都属气滞证。（　　）理由：

145．寒热往来是少阳证主症之一，故凡是出现寒热往来者，就应诊断为少阳证。（　　）理由：

146．感受外邪出现恶寒重发热轻者，一般应考虑为风寒表证。（　　）理由：

147．嗜睡患者虽睡意很浓，经常不自主地入睡，但神志始终皆清醒。（　　）理由：

148．只要口渴就提示体内津液不足。（　　）理由：

149．凡随月经周期而出现规律性的小腹疼痛者，谓之痛经。（　　）理由：

八、论述题

150．问主诉有何意义和要求？

151．不同原因导致的低热各有何特点？

152．怎样根据表证出汗情况辨别外邪的性质？

153．怎样根据头痛的部位考虑病变的经络？

154．怎样鉴别疼痛的虚实性质？

155．何谓心悸？怎样鉴别惊悸和怔忡？

156．何谓目眩？导致目眩的原因有哪些？

157．阳痿和遗精是否只见于肾的病变？为什么？

158．在耳、目的病变中，肝肾阴虚、精血不足可出现哪些症状？

159．试述便秘的常见原因与机理。

160．试述泄泻的常见原因与机理。

161．问汗、问疼痛各应询问些什么？

162．肠道湿热会引起哪些大便异常？为什么？

163．肾阳虚、肾气不固会引起哪些小便异常？为什么？

164．经期异常包括哪几种？其成因如何？

165．血瘀会导致月经出现哪些异常？为什么？

166．什么是白带、黄带、赤白带？各有何临床意义？

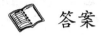 **答案**

一、A型题

1.E 2.C 3.E 4.A 5.E
6.C 7.E 8.E 9.A 10.C
11.B 12.D 13.D 14.D 15.E
16.D 17.C 18.C 19.C 20.E
21.D 22.B 23.D 24.B 25.B
26.E 27.A 28.E 29.B 30.A
31.E 32.A 33.E 34.D 35.C
36.C 37.C 38.E 39.C 40.A
41.D 42.C 43.B 44.D 45.C
46.A 47.D 48.D

二、B型题

49.D 50.C 51.E 52.B 53.E
54.C 55.A 56.A 57.D 58.E
59.B 60.D 61.A 62.C 63.E
64.A 65.D 66.E 67.F 68.B
69.D 70.C 71.B 72.C 73.E
74.D 75.C 76.E 77.D 78.B
79.A 80.C

三、X型题

81.A, C, D   82.A, C, D, E
83.B, C, D, E   84.A, B, D, E
85.A, C, E   86.B, D
87.A, B, C, E   88.A, B, D

四、是非题

89.N（恶寒发热不仅见于表证，某些里热证亦可表现为寒热并见。）

90.Y（气血上壅，既能引起头胀痛，又能导致头重痛。）

91.Y（"阳加于阴谓之汗"，其说正确。）

92.N（还可因进食过量，化腐生酸，浊气上泛，而口中泛酸，气味酸腐。）

93.N（正常情况下，妇女阴道内有少量无色、无臭的分泌物，不属病理表现。）

94.Y

五、填空题

95.望、闻、问、切，望诊，切诊

96.健康，患病

97.病邪的性质，机体阴阳的盛衰

98.恶寒。病人自觉怕冷，多加衣被或近火取暖而能缓解

99.按时发热，按时热势加重，潮汐之有定时

100.血虚，气郁

101.脱汗，亡阳，亡阴

102.上焦热盛，中焦湿热，虚阳上越

103.无。风痰，痰瘀，风湿

104.头汗、半身汗、手足心汗、心胸汗、阴汗

105.气滞血瘀、痰浊凝滞，食积、虫积、结石，不通则痛

106.有形实邪闭阻气机，寒邪凝滞气机

107.精血不足，不荣则痛

108.肝郁气滞、肝胆湿热、肝胆火盛、饮停胸胁

109.恶寒发热，但寒不热，但热不寒，寒热往来

110.危重，亡阳

111.脘、胸、胁、腹

112.消渴，胃火炽盛；胃阴亏虚

113.脾虚、肾虚，痢疾、肠癌

114.肾气不足；膀胱湿热

115.除中，胃气将绝

116.惊悸，怔忡

117.口淡、口甜、口酸、口苦

12

六、简答题

118. 主诉是指病人就诊时最感痛苦的症状、体征及其持续时间。如……。

119. 既往史是指病人平素身体健康状况和过去患病情况。主要包括既往健康状况，既往患病情况，做过何种预防接种，有无药物或其他物品过敏史，做过何种手术治疗等。

120. 恶寒与发热同时出现，谓之恶寒发热。因外邪侵袭肌表，正气与邪气相互斗争，卫气宣发失常所致。

121. 病人只感寒冷而不发热的症状，称为但寒不热。主要分新病恶寒和久病畏寒。

122. 病人只发热，而无怕冷之感的症状，称为但热不寒。主要分为壮热，潮热，微热。

123. 壮热是指病人高热（体温在39℃以上）持续不退，不恶寒只恶热的症状。潮热是病人按时发热，或按时热势加重，如潮汐之有定时的症状。

124. 病人自觉恶寒与发热交替发作的症状，称为寒热往来。分寒热往来有定时、寒热往来无定时。

125. 自汗指醒时经常汗出，活动尤甚的症状。盗汗指睡则汗出，醒则汗止的症状。

126. 指病人先恶寒战栗而后汗出的症状。

127. 指在病情危重的情况下，出现大汗不止的症状。绝汗有亡阳之汗和亡阴之汗两种。亡阳者汗冷淋漓如水，伴面色苍白，肢冷脉微。亡阴者汗热而黏如油，伴躁扰烦渴，脉细数疾。

128. 胁的一侧或两侧疼痛。常见原因有肝郁气滞、肝胆湿热、肝胆火盛、肝阴亏虚和饮停胸胁等。

129. 腰部两侧或腰脊正中疼痛的症状。常见原因有肾虚、寒湿、瘀血、结石、骨痨、外伤、腰椎病变及带脉损伤等。

130. 不欲食是指病人进食的欲望减退，甚至不想进食的症状，又称食欲减退、食欲不振。厌食指厌恶食物，甚至恶闻食臭的症状，或称恶食。

131. 消谷善饥指病人食欲过于旺盛，多食而易饥的症状，是胃火炽盛所致。除中指危重病人，本来毫无食欲，突然索食，食量大增，是胃气败绝之象。

132. 里急后重是指便前腹痛，急迫欲便，便时窘迫不畅，肛门重坠，便意频数的症状。常见于湿热痢疾。

133. 指病人自觉胸部痞塞满闷的症状。其成因有心气虚、心阳虚，痰饮停肺、热邪或痰热壅肺，寒邪客肺及气胸、气管异物等。

134. 脘痞指病人自觉胃脘胀闷不舒的症状。腹胀指病人自觉腹部胀满，痞塞不适，甚则如物支撑的症状。

135. 泄泻指大便次数增多，粪质稀薄不成形，甚至呈水样的症状。小便不畅，点滴而出为癃；小便不通，点滴不出为闭，合称癃闭。

136. 病人阴茎不能勃起，或勃起不坚，或坚而不能持久，不能进行性交的症状，谓之阳痿。常见原因有肾阳虚、心脾两虚、肝气郁结、湿热下注及惊恐伤肾等。

137. 病人不性交而精液遗泄的症状，谓之遗精。常见原因有肾阴虚、心肾不交、心脾两虚、肾气虚及湿热下注等。

138. 耳鸣是指病人自觉耳内鸣响的症状。一般突起耳鸣，声大如雷，按之更甚者，多属实证；渐起耳鸣，声细如蝉，按之可减者，多属虚证。

139. 病人经常不易入睡，或睡而易醒，难以复睡，或时时惊醒，睡不安宁，甚至彻夜不眠的症状，谓之失眠。原因主要有营血亏虚、阴虚火旺、心胆气虚、火邪、痰热扰心及食积胃脘等。

140．月经的周期，行经的天数，月经的色、质、量，以及有无闭经或行经腹痛等表现。必要时可询问末次月经日期，以及初潮或绝经年龄。

141．崩漏是指妇女不在正常行经期间阴道出血的症状。若来势迅猛，出血量多者谓之崩；势缓而量少，淋漓不断者，谓之漏。

142．女子年逾 18 周岁，月经尚未来潮，或已行经，未怀孕、不在哺乳期，而又停经达 3 个月以上者，谓之闭经。

143．应询问带下量的多少，色质和气味等情况。临床以白带、黄带、赤白带较为多见。

七、判断说明题

144．（√）理由：胸、胁、脘、腹胀痛，多是气滞为患，但头目胀痛，则多因肝火上炎或肝阳上亢所致。

145．（×）理由：气郁化火及妇女热入血室等，也可出现寒热往来，而不一定属少阳证。

146．（√）理由：恶寒重发热轻是风寒表证的特征性症状。

147．（×）理由：邪闭心神早期出现的嗜睡常伴有意识障碍。

148．（×）理由：痰饮、瘀血内阻，津液不能气化上承于口，亦会出现口渴。此类口渴系津液输布障碍而非津液不足。

149．（√）理由：痛经的含意就是在行经前后或行经时小腹疼痛，随月经周期而呈规律性的发作。

八、论述题

150．通过主诉可以初步估计疾病的范围和类别、疾病的轻重缓急，是了解、分析和认识疾病的重要线索。要求正确选定主诉，并对主诉症状或体征的部位、性质、程度、时间等情况进行详细询问。

151．气虚——长期微热，劳累则甚，疲乏，少气。阴虚——午后夜间低热，颧红，盗汗，五心烦热。气阴两虚——小儿夏季长期发热，烦渴，秋凉自愈。血虚——低热，头晕，面白，舌淡，脉细。气郁——时有微热，抑郁易怒，胸闷。

152．表证有汗——多属外感风邪所致的中风表虚证，或为外感风热所致的表热证。表证无汗——多属外感风寒所致的伤寒表实证。

153．由于手、足三阳经均直接循行于头部，足厥阴肝经上行于头等，所以根据头痛部位，可考虑病在哪一经。如头痛连项者，属太阳经；两侧头痛者，属少阳经；前额连眉棱骨痛者，属阳明经；巅顶痛者，属厥阴经等。

154．一般而言，凡新病疼痛，痛势剧烈，持续不解，或痛而拒按者，多属实证；久病疼痛，痛势较轻，时痛时止，或痛而喜按者，多属虚证。

155．心悸指患者经常自觉心跳不安的症状。因受惊而致心悸，或心悸易惊者，称为惊悸。惊悸常因目见异物，遇险临危等引起，多时发时止，病情较轻。若心跳剧烈，上至心胸，下至脐腹，悸动不安者，谓之怔忡。怔忡多由心悸发展而来，病情较重。

156．视物旋转动荡，如坐舟车，或眼前如有蚊蝇飞动的症状，称为目眩。可因肝火上炎、肝阳上亢、肝阳化风、痰湿上蒙、气血亏虚、阴精不足等导致。

157．阳痿和遗精不仅见于肾病，凡能导致宗筋弛纵，精气不固的因素均可引起。如心脾两虚、肝气郁滞、湿热下注等。

158．在耳目病变中，肝肾阴虚、精血

不足可引起耳鸣、耳聋、重听、目眩、目昏、雀盲、歧视、目痒、目痛等症。

159.便秘的常见原因——热盛伤津、阴虚血亏、津液不足、阳虚寒凝、老年气虚、腹内癥块阻结等，肛门部的病变、肌瘘、风［喑］痱、过服止泻药或温燥之品、腹部手术之后等，亦可导致便秘。

160.泄泻的常见原因有：脾肾阳气亏虚、肝郁气滞、伤食、食物中毒、外感风寒湿热疫毒之邪、痨虫或寄生虫积于肠道等。其基本机理是上述原因导致脾失健运，小肠不能分清别浊，大肠传导亢进，水液下趋。

161.问汗应首先询问病人汗出与否。若有汗，则应进一步询问汗出的时间、多少、部位及其主要兼症；若无汗，则应重点询问其兼症。问疼痛，应注意询问疼痛的部位、性质、程度、时间及喜恶等。

162.湿热蕴结肠道，可以出现泄泻、大便有脓血黏液、便血，或泻下如黄糜而黏滞、暴注下泄，或里急后重、肛门灼热、排便不爽等症状。因湿热内蕴，气机不畅，大肠传导失常，故腹泻，或泻下如黄糜而腥臭；湿热阻滞肠道气机，甚至损伤肠络，则里急后重、内有脓血黏液、排便不爽；湿热下趋则暴注下泄、肛门灼热。

163.肾阳虚、肾气不固，会导致长期尿频、小便清长量多、夜尿增多、尿后余溺不尽、遗尿或小便失禁，系肾阳虚，肾气不固，膀胱失约所致。另外，肾阳虚气化无力，亦可导致尿量减少、癃闭。

164.经期异常包括：①月经先期——多因脾气亏虚、肾气不足，冲任不固，或因阳盛血热、肝郁化热、阴虚火旺，热扰冲任，血海不宁所致。②月经后期——多因营血亏损、肾精不足，或因阳气虚衰，无以化血，使血海不能按时蓄溢所致；亦可因气滞血瘀、寒凝血瘀、痰湿阻滞、冲任不畅所致。③月经先后无定期——多因肝气郁滞，气机逆乱，或脾肾虚损，冲任失调，血海蓄溢失常所致。

165.血瘀可以导致月经后期，或月经过多、崩漏、月经过少、闭经、痛经、经血紫暗、夹有血块等。由于瘀血阻滞胞脉，血溢脉外，则出现月经过多或崩漏；血行不畅则经少、痛经；经血不行则闭经；血行不畅，淤积胞宫，故经血紫暗，夹有血块。

166.白带——带下色白量多、质稀，淋漓不断，无臭味。多由脾肾阳虚，寒湿下注所致。黄带——带下色黄，质黏稠臭秽。多因湿热下注或湿毒蕴结所致。赤白带——即白带中混有血液，赤白杂见。多因肝经郁热，或湿毒蕴结所致。

第二章 望诊

习题

一、A型题

1. 得神的表现提示：（ ）
  A. 精充气足神旺，或虽病精气未伤，属病轻
  B. 正气不足，神气不旺，属虚证或体弱
  C. 正气大伤，精气亏虚，或邪气亢盛，功能障碍，属病重
  D. 精气衰竭，阴不敛阳，虚阳外越，属病危
  E. 痰迷心窍，或痰火扰心，精神失常

2. 下列哪项属神气不足的表现？（ ）
  A. 精神不振　　B. 两目晦暗
  C. 面色无华　　D. 形体羸瘦
  E. 反应灵敏

3. 下列哪项非精亏神衰的失神表现？（ ）
  A. 面色无华　　B. 呼吸气微
  C. 肌肉瘦削　　D. 神昏谵语
  E. 动作艰难

4. 假神最主要的病理机制是？（ ）
  A. 气血不足，精神亏损
  B. 机体阴阳严重失调
  C. 脏腑虚衰，功能低下
  D. 精气衰竭，虚阳外越
  E. 阴盛于内，格阳于外

5. 淡漠寡言，闷闷不乐，神识痴呆，喃喃自语，哭笑无常。多属于：（ ）
  A. 狂病　　　　B. 癫病
  C. 痫病　　　　D. 卑慄
  E. 脏躁

6. 突然昏倒，口吐涎沫，四肢抽搐，醒后如常。多属于：（ ）
  A. 狂病　　　　B. 癫病
  C. 痫病　　　　D. 中风
  E. 急惊风

7. 在《灵枢·五色》中，"庭"是指：（ ）
  A. 前额　　　　B. 眉间
  C. 鼻　　　　　D. 颊侧
  E. 耳门

8. 在《素问·刺热》中，左颊候：（ ）
  A. 肺　　　　　B. 心
  C. 脾　　　　　D. 肝
  E. 肾

9. 面色淡白无华，唇舌色淡，多属：（ ）
  A. 气虚　　　　B. 血虚
  C. 阳虚　　　　D. 阳虚水泛
  E. 阳气暴脱

10. 阳气暴脱的病人多见：（ ）
  A. 面色淡白　　B. 面色㿠白
  C. 面色晦暗　　D. 面色苍白
  E. 面色青黑

11. 面黄虚浮多属：（ ）
  A. 脾胃气虚　　B. 脾虚湿蕴
  C. 肝郁脾虚　　D. 阳黄
  E. 阴黄

12. 面目一身俱黄，皮色鲜明如橘。

属：（　　）
    A.脾胃气虚　　B.脾虚湿蕴
    C.肝郁脾虚　　D.阳黄
    E.阴黄

13.满面通红多属：（　　）
    A.实热证　　B.阴虚证
    C.肝胆湿热　　D.戴阳证
    E.血瘀证

14.阴虚证病人多见：（　　）
    A.满面通红　　B.两颧潮红
    C.泛红如妆　　D.面青颊赤
    E.乍赤乍白

15.面色苍白，时而泛红如妆，多属：
（　　）
    A.实热证　　B.阴虚证
    C.肝胆湿热　　D.戴阳证
    E.阳虚证

16.小儿惊风多见：（　　）
    A.面色淡青或青黑
    B.面色与口唇青紫
    C.眉间、鼻柱、唇周发青
    D.面色青黄而无华
    E.面黑暗淡或黧黑

17.肾精久耗，阴虚火旺病人多见：
（　　）
    A.面黑暗淡
    B.面黑焦干
    C.眼眶周围发黑
    D.面色黧黑，肌肤甲错
    E.面色青黑

18.面色黧黑，肌肤甲错，多属：
（　　）
    A.肾精久耗　　B.肾阳亏虚
    C.水饮内停　　D.寒湿带下
    E.血瘀日久

19.在"望色十法"中，"散"是指：
（　　）
    A.面色浮显　　B.面色清明

    C.面色深浓　　D.面色疏散
    E.面色润泽

20.在"望色十法"中，面色由夭转泽，说明：（　　）
    A.病邪自里出表
    B.病变由阴转阳
    C.病变由实转虚
    D.病虽久邪将解
    E.病变由重转轻

21.体胖食少，神疲乏力者，属：
（　　）
    A.形气有余　　B.形盛气虚
    C.胃火亢盛　　D.阴虚火旺
    E.精气衰竭

22.下列哪项属形瘦阴虚的表现？
（　　）
    A.形瘦能食，舌红苔黄
    B.形瘦食少，舌淡苔白
    C.形瘦颧红，皮肤干焦
    D.卧床不起，骨瘦如柴
    E.以上都不是

23.下列哪项非阳脏人的表现？（　　）
    A.体型瘦长　　B.头长形
    C.颈细长　　D.肩宽胸厚
    E.体多前屈

24.下列哪项是肺实气逆的表现？
（　　）
    A.坐而喜仰
    B.坐而喜俯
    C.但卧不得坐，坐则昏眩
    D.蜷卧缩足，喜加衣被
    E.坐卧不安

25.病人坐而喜俯，多属：（　　）
    A.咳喘肺胀　　B.水饮内停
    C.肺虚少气　　D.肺实气逆
    E.肝阳上亢

26.下列哪项属阳证、热证、实证的表现？（　　）

A. 卧时面常向内，身重不能转侧

B. 卧时面常向外，身轻自能转侧

C. 但卧不得坐，坐则昏眩

D. 蜷卧缩足，喜加衣被

E. 喜静懒动，动之觉舒

27. 病人但卧不得坐，坐则昏眩，多属：（　　）

A. 阴证、实证、热证

B. 咳喘肺胀

C. 肺实气逆

D. 脱血夺气

E. 以上都不是

28. 小儿囟门凹陷，多属：（　　）

A. 温病火邪上攻，脑髓有病

B. 吐泻伤津，或气血不足

C. 肾气不足，发育不良

D. 肾阴不足，虚火上炎

E. 以上都不是

29. 小儿囟门迟闭，多属：（　　）

A. 温病火邪上攻，脑髓有病

B. 吐泻伤津，或气血不足

C. 肾气不足，发育不良

D. 肾阴不足，虚火上炎

E. 以上都不是

30. 发黄干枯，稀疏易落，多属：（　　）

A. 精血不足　　B. 血虚受风

C. 肾虚或血热　D. 疳积病

E. 禀赋所致

31. 一侧或两侧腮部以耳垂为中心肿起，边缘不清，按之柔韧者，多属：（　　）

A. 抱头火丹　　B. 发颐

C. 痄腮　　　　D. 阳水

E. 阴水

32. 根据目部分属五脏理论，瞳仁属：（　　）

A. 心　　　B. 肺

C. 脾　　　D. 肝

E. 肾

33. 目胞浮肿，多属：（　　）

A. 脾虚水肿　　B. 津液耗伤

C. 肝胆火炽　　D. 肾精耗竭

E. 脾胃虚衰

34. 危重症病人瞳孔散大，多属：（　　）

A. 脾虚水肿　　B. 气血不足

C. 肝胆火炽　　D. 肾精耗竭

E. 脾胃虚衰

35. 耳廓瘦小而薄，多属：（　　）

A. 气血亏虚　　B. 肾精亏耗

C. 出麻先兆　　D. 肾气不足

E. 肝胆湿热熏蒸

36. 耳内流脓水，多属：（　　）

A. 气血亏虚　　B. 肾精亏耗

C. 麻疹先兆　　D. 肾气不足

E. 肝胆湿热熏蒸

37. 鼻端色青，多属：（　　）

A. 气血亏虚　　B. 肺脾蕴热

C. 阴寒腹痛　　D. 胃气已衰

E. 肾虚水停

38. 实热病人的唇色是：（　　）

A. 淡白　　　B. 樱红

C. 深红　　　D. 青紫

E. 青黑

39. 血瘀病人的唇色是：（　　）

A. 淡白　　　B. 樱红

C. 深红　　　D. 青紫

E. 青黑

40. 病人口角向一侧歪斜，称为：（　　）

A. 口噤　　　B. 口撮

C. 口僻　　　D. 口振

E. 口动

41. 牙齿燥如枯骨者，多属：（　　）

A. 胃阴已伤

B. 阳明热甚，津液大伤

C. 肾阴枯槁，精不上荣

D. 肾虚，虚火上炎

E. 热极动风

42. 颈侧颌下肿块如豆，累累如串珠者，称为：（　　）

A. 瘿瘤　　　B. 瘰疬

C. 痰核　　　D. 急喉风

E. 梅核气

43. 颈前结喉处有肿物如瘤，可随吞咽移动者，称为：（　　）

A. 瘿瘤　　　B. 瘰疬

C. 痰核　　　D. 急喉风

E. 梅核气

44. 下列哪项不符合水痘的临床表现？（　　）

A. 呈椭圆形水泡

B. 大小不等

C. 晶莹明亮

D. 一齐出现

E. 愈后不留痘痕

45. 颈胸部生白色小疱疹，晶莹如粟，擦破流水，身热不扬。诊断为：（　　）

A. 天花　　　B. 水痘

C. 白痦　　　D. 湿疹

E. 热气疮

46. 疮疡漫肿无头，肤色不变，疼痛不已。诊断为：（　　）

A. 痈　　　B. 疽

C. 疔　　　D. 疖

E. 癣

47. 下列哪项不属疹的表现？（　　）

A. 色红或紫　　　B. 点小如粟

C. 高出肤面　　　D. 抚之碍手

E. 压之不退色

48. 肺痈的特点是：（　　）

A. 痰白量多易咯

B. 痰黄黏稠有块

C. 痰少而黏难咯

D. 痰白清稀量多

E. 脓血痰气腥臭

49. 湿痰的特点是：（　　）

A. 痰白量多易咯

B. 痰黄黏稠有块

C. 痰少而黏难咯

D. 痰白清稀量多

E. 脓血痰气腥臭

50. 呕吐物秽浊有酸臭味者，多属：（　　）

A. 感寒　　　B. 胃热

C. 伤食　　　D. 痰饮

E. 肝胆郁热

51. 小儿指纹显于命关，多属：（　　）

A. 气血旺盛，正常表现

B. 邪气入络，邪浅病轻

C. 邪气入经，邪深病重

D. 邪入脏腑，病情严重

E. 病情凶险，预后不良

52. 小儿指纹透关射甲，多属：（　　）

A. 气血旺盛，正常表现

B. 邪气入络，邪浅病轻

C. 邪气入经，邪深病重

D. 邪入脏腑，病情严重

E. 病情凶险，预后不良

53. 小儿指纹色深暗者，多属：（　　）

A. 表证　　　B. 里证

C. 虚证　　　D. 实证

E. 疳积

54. 小儿指纹鲜红者，多属：（　　）

A. 外感表证　　　B. 里实热证

C. 痛症，惊风　　　D. 血络郁闭

E. 脾虚，疳积

二、B型题

A. 神志清楚，面色荣润，两目精彩

B. 重病本已失神，突然神识清醒，颧赤如妆

C. 壮热烦躁，神昏谵语，四肢抽搐

D. 精神不振，面色少华，倦怠乏力

E. 精神萎靡，面色无华，形体羸瘦

55. 假神的表现是：（　　）

56. 虚证失神的表现是：（　　）

A. 病色　　　　B. 主色

C. 客色　　　　D. 善色

E. 恶色

57. 随季节气候不同而发生轻微改变的面色，称为：（　　）

58. 病人面色枯槁晦暗，称为：（　　）

A. 面色㿠白浮肿

B. 面萎黄虚浮

C. 面色青［苍］黄

D. 身黄色鲜明

E. 身黄色晦暗

59. 阳虚水泛病人多见：（　　）

60. 肝郁脾虚病人多见：（　　）

61. 阴黄病人多见：（　　）

A. 面色淡青或青黑

B. 面色萎黄，面睑虚浮

C. 面青灰唇青紫，肢厥脉微

D. 面色青［苍］黄

E. 眉间、鼻柱、唇周发青

62. 寒盛剧痛，气血凝滞病人多见：（　　）

63. 心阳暴脱，心血瘀阻病人多见：（　　）

64. 小儿惊风多见：（　　）

A. 面色暗淡或黧黑

B. 面黑焦干

C. 眼眶周围发黑

D. 面色黧黑，肌肤甲错

E. 面色淡青或青黑

65. 肾阳虚病人多见：（　　）

66. 肾虚寒湿带下病人多见：（　　）

67. 血瘀日久病人多见：（　　）

A. 肺实气逆

B. 肺虚体弱

C. 阳证、热证、实证

D. 阴证、寒证、虚证

E. 咳喘肺胀，或水饮停于胸腹

68. 坐而喜俯，少气懒言者，属：（　　）

69. 卧时面常向内，身重不能转侧者，多属：（　　）

A. 动风之兆　　　B. 气血不足

C. 中风　　　　　D. 癫病

E. 狂病　　　　　F. 痫病

70. 唇、睑、指、趾颤动者，多属：（　　）

71. 卒倒神昏，口眼歪斜，半身不遂者，是：（　　）

72. 卒倒神昏，口吐涎沫，四肢抽搐，醒后如常者，是：（　　）

A. 先天不足，肾精亏损

B. 火邪上攻，或脑髓有病

C. 吐泻伤津，或气血不足

D. 肾气不足，发育不良

E. 肝阳上亢，或风痰内扰

73. 小儿囟门突起的病因是：（　　）

74. 小儿囟门凹陷的病因是：（　　）

A. 鼻塞流清涕

B. 鼻塞流浊涕

C. 鼻塞流脓涕腥臭

D. 鼻衄或齿衄

E. 息灼鼻翼煽动

75. 外感风热病人可见：（　　）

76. 鼻渊病人可见：（　　）

A. 口唇淡白

B. 口唇深红

C. 口唇樱桃红色

D. 口唇青紫

E. 口唇青黑

F. 口唇干裂

77. 实热证病人可见：（　　）

78.煤气中毒病人可见:(　　)

79.寒盛、痛极病人可见:

    A.肺气将绝

    B.痉病,惊风

    C.新生儿脐风

    D.中风

    E.疟疾

80.口张可见于:(　　)

81.口僻可见于:(　　)

82.口噤可见于:(　　)

83.口撮可见于:(　　)

    A.血虚或失血后

    B.胃火上炎,灼伤龈络

    C.胃阴不足

    D.脾虚不能摄血

    E.肾阴虚,虚火上炎

84.齿龈红肿疼痛出血,口渴脉滑数,多属:(　　)

85.齿龈不红不痛微肿出血,舌淡脉弱,多属:(　　)

    A.寒痰　　　B.热痰

    C.燥痰　　　D.湿痰

    E.肺痈

86.痰少而黏,难于咯出者,多属:(　　)

87.痰黄稠有块者,多属:(　　)

    A.呕吐物清稀无味

    B.呕吐物秽浊酸臭

    C.呕未酸腐化食物

    D.呕吐黄绿色苦水

    E.呕吐清水或痰涎

88.伤食病人可见:(　　)

89.肝胆郁热病人可见:(　　)

    A.寒湿　　　B.湿热

    C.脾虚　　　D.痢疾

    E.霍乱

90.新起腹泻,大便清稀水样,多属:(　　)

91.大便如溏,含未消化食物,多属:(　　)

三、X 型题

92.以下哪些是面色发赤所主的病证?(　　)

    A.实热证　　　B.津伤证

    C.伤风证　　　D.凉燥证

    E.戴阳证

93.以下哪些是面色发黄所主的病证?(　　)

    A.脾虚　　　B.伤暑

    C.血虚　　　D.血瘀

    E.湿困

94.望神重点观察哪些内容?(　　)

    A.神情　　　B.目光

    C.色泽　　　D.体态

    E.呼吸

95.下列哪些属精亏神衰的失神表现?(　　)

    A.精神萎靡,面色无华

    B.两目晦暗,呼吸气微

    C.壮热烦躁,四肢抽搐

    D.神昏谵语,循衣摸床

    E.形体羸瘦,动作艰难

96.面色发青的主病有哪些?(　　)

    A.寒证　　　B.痛症

    C.血瘀　　　D.痰饮

    E.惊风

97.寒证病人可见哪些面色?(　　)

    A.面青　　　B.面赤

    C.面黄　　　D.面白

    E.面黑

98.血瘀证病人可见哪些面色?(　　)

    A.面青　　　B.面赤

    C.面黄　　　D.面白

    E.面黑

99.下列哪些属阳脏人的表现?(　　)

A. 身体瘦长　　B. 头呈圆形

C. 颈部细长　　D. 肩窄胸平

E. 体多后仰

100. 下列哪些属肝风内动的表现？
（　　）

A. 颈项强直　　B. 四肢抽搐

C. 角弓反张　　D. 口眼㖞斜

E. 牙关紧急

101. 下列各项中哪些属重病表现？
（　　）

A. 指纹色鲜红

B. 指纹色紫黑

C. 指纹显于风关

D. 指纹达于命关

E. 指纹透关射甲

四、是非题

102. 观察温病病人齿与龈的变化，可诊察胃津和肾液的盛衰。（　　）

103. 病人出现失神表现，即为正气大伤，精气亏虚。（　　）

104. 小儿指纹偏红，主外感表证。
（　　）

105. 形体较矮胖，头圆颈短，肩宽胸厚者，多属阳脏人。（　　）

106. 咽部深红，肿痛明显，属肾阴虚，虚火上炎。（　　）

107. 面黑干焦为虚火灼阴；面黑而浅淡为肾虚水寒。（　　）

108. 望色十法中"清"、"浊"是反映病变之虚实。（　　）

五、填空题

109. 望神时应重点观察病人的_____，_____，_____，_____四个方面。

110. 常色的特点是_____，_____；病色的特点是_____，_____。

111. 面色淡白无华，唇舌色淡，主_____，_____。面色㿠白虚浮，主_____。

112. 面色萎黄，主_____，面色黄而虚浮，主_____。

113. 面色苍白，主_____，或_____。面色苍白，两颧泛红如妆，主_____。

114. 面黑暗淡，主肾_____。面黑焦干，主肾_____。

115. 眼眶周围发黑，主_____或_____。面色黧黑，肌肤甲错，主_____。

116. 在"望色十法"中，"泽"是指面色_____，提示_____，病轻易治；"夭"是指面色_____，主_____，病重难医。

117. 发黄干枯，稀疏易落，多属_____；小儿发结如穗，枯黄无泽，可见于_____。

118. 目胞浮肿，多为_____；眼窝凹陷，多属_____或_____。

119. 瞳孔缩小，多属_____，亦可见于_____；危急症病人瞳孔散大，常见于_____，多为_____的重要体征。

120. 耳轮淡白，多属_____；耳轮干枯焦黑，多属_____。

121. 小儿耳背有红络，耳根发凉，多为_____。

122. 鼻塞流清涕者，多属_____；鼻流浊涕者，多属_____；鼻流脓涕腥臭者，多属_____。

123. 唇色深红，属_____；唇色青紫，属_____；唇色淡白，多属_____或_____。

124. "口形六态"包括_____，_____，_____，_____，_____，_____六种口部病理动态。

125. 单腹膨胀，四肢消瘦，多属＿＿＿。若腹部胀大，周身俱肿，多属＿＿＿＿。

126. 病人脊背后弯，反折如弓，称为＿＿＿＿，为＿＿＿＿之象。

127. 皮肤干枯无华，多属＿＿＿＿或＿＿＿＿。肌肤甲错，面色黧黑，多属＿＿＿＿。

128. 痰少而黏，难于咯出者，多属＿＿＿＿痰；痰白清稀者，多属＿＿＿＿痰。

129. 虚寒证病人，小便＿＿＿＿；实热证病人，小便＿＿＿＿。

130. 望小儿指纹时，将小儿食指按指节分为＿＿＿＿，第一节为＿＿＿＿，第二节为＿＿＿＿，第三节为＿＿＿＿。

六、简答题

131. 何谓望诊？简述望诊的原理。

132. 何谓假神？如何鉴别"假神"与"病情好转"？

133. 何谓望色？简述望面色的意义。

134. 何谓常色？简述常色的特征和意义。

135. 何谓病色？简述病色的特征和临床意义。

136. 何谓主色？中华民族的主色特征如何？

137. 何谓善色？善色有何意义？

138. 何谓恶色？恶色有何意义？

139. 何谓客色？简述四季客色的特点。

140. 简述萎黄的特点及意义。

141. 何谓黄疸？阴黄与阳黄有何不同？

142. 简述解颅的特点及意义。

143. 简述乳蛾的特点及意义。

144. 简述斑、疹的特点。

145. 简述白痦的特点及意义。

146. 简述肌肤甲错的特点及意义。

147. 简述透关射甲的特点及意义。

148. "斑"可由哪些原因导致？

149. 痈、疽的特征各如何？

150. 疔、疖的特征各如何？

151. 简述面肿的临床意义。

152. 简述望眼"五轮学说"的内容。

153. 怎样鉴别"瘿瘤"和"瘰疬"？

154. 何谓"扁平胸"、"桶状胸"？各有何意义？

155. 何谓"角弓反张"？有何意义？

156. 简述正常小儿指纹的特点。

七、判断说明题

157. 面部色诊认为"宁可无气，必须有色"。（　）理由：

158. 望神是对人的精神意识和思维活动的观察。（　）理由：

159. 善色是指健康无病的面色。（　）理由：

160. 病人面色发赤必属热证。（　）理由：

161. 形胜气者夭，气胜形者寿。（　）理由：

162. 病人出现唇、睑、指、趾颤动，即为热盛动风的先兆。（　）理由：

163. 望口与唇的异常变化，主要可以诊察脾与胃的病变。（　）理由：

164. 望齿与龈可了解温病病人胃津、肾液的存亡。（　）理由：

八、论述题

165. 为什么说诊察眼神的变化是望神的重点？

166. 阐述望神的临床意义及其原理。

167. 少神与虚证失神有何不同？

168. 精亏神衰与邪盛神乱所致失神的主要表现有何不同？

169. "神乱"与"失神"有何异同？

170. 青、赤、黄、白、黑五种面色各

主何病?

171．青色主何病证？试述青色的分类主病。

172．小儿囟门异常有哪些类型？各有何意义？

173．试述口眼喎斜的分类及临床意义。

174．望咽喉主要反映何脏腑病变？有何异常表现？

175．怎样鉴别"手足拘急"、"手足颤动"、"手足蠕动"？

176．怎样根据痰液的变化判断病邪的性质？

177．试述望呕吐物的临床意义。

178．虚寒证和实热证的大小便各可见哪些异常改变？

179．怎样理解望小儿指纹的原理？

180．怎样根据小儿指纹颜色变化判断病证？

181．怎样进行望指纹的"三关测轻重"？

 答案

一、A 型题

1．A

2．A（答案分析：虽精神不振、面色少华，均属神气不足，但前者能更直接反映出神气不足，故为A。）

3．D（答案分析：神昏谵语多为邪盛而致神乱，非精亏神衰的失神表现，故为D。）

4．D　5．B　6．C　7．A　8．D
9．B　10．D　11．B　12．D　13．A
14．B　15．D　16．C　17．B　18．E
19．D　20．E　21．B　22．C　23．D
24．A　25．C　26．B　27．D　28．B
29．C　30．A　31．C　32．E　33．A

34．D（答案分析：由于瞳孔属肾，故危重症病人瞳孔散大，多属D，肾精耗竭。）

35．D　36．E　37．C　38．C　39．D
40．C　41．C　42．B　43．A　44．D
45．C　46．B　47．E　48．E　49．A
50．B　51．D　52．E　53．D　54．A

二、B 型题

55．B　56．E　57．C　58．E　59．A

60．C（答案分析：肝郁脾虚病人多见面色青［苍］黄，故为C。）

61．E

62．A（答案分析：教材载寒盛剧痛，气血凝滞病人多见面色淡黄或青黑，故为A）。

63．C（答案分析：教材载心阳暴脱，心血瘀阻病人多见面青灰唇青紫，故为C。）

64．E　65．A　66．C　67．D　68．B
69．D　70．A　71．C　72．F　73．B
74．C　75．B　76．C　77．B　78．C

79．E（答案分析：口唇青紫多见于心阳气虚血瘀。寒盛、痛极病人可见口唇青黑，故为E。）

80．A　81．D　82．B　83．C　84．B
85．D　86．C　87．B　88．C　89．D
90．A　91．C

三、X 型题

92．A，E　　　　93．A，C，E

94．A，B，C，D（答案分析：呼吸虽亦是望神的内容，但非重点，故除E外，其余都是。）

95．A，B，E　　　96．A，B，C，E
97．A，D，E　　　98．A，E
99．A，C，D　　　100．A，B，C，D，E
101．B，D，E

四、是非题

102．Y

103.N（失神除见于久病虚证，精亏神衰者外，还可见于邪盛神乱的邪实重病之人。）

104.Y

105.N（阳脏人体型偏于瘦长，头长颈细，肩窄胸平。）

106.N（咽部深红，肿痛明显者，属实热证，多由肺胃热毒壅盛所致。）

107.Y

108.N（清，多主阳证；浊，多主阴证。）

五、填空题

109.两目，神情，气色，体态

110.明润，含蓄；晦暗，暴露

111.血虚证，失血证，阳虚水泛

112.脾胃气虚，脾虚湿蕴

113.阳气暴脱，阴寒内盛，戴阳证

114.阳虚，阴虚

115.肾虚水泛，寒湿带下，血瘀日久

116.润泽，精气未衰；枯槁，精气已衰

117.精血不足，疳积病

118.水肿，吐泻伤津，气血虚衰

119.药物中毒，某些眼病；脏腑功能衰竭，濒临死亡

120.气血亏虚，肾精亏耗

121.麻疹先兆

122.外感风寒，外感风热，鼻渊

123.热盛；血瘀证；血虚，失血

124.口张，口噤，口撮，口僻，口振，口动

125.鼓胀，水肿病

126.角弓反张，肝风内动

127.津液已伤，营血亏虚，血瘀日久

128.燥，寒

129.清长，短黄

130.三关，风关，气关，命关

六、简答题

131.望诊是医生运用视觉对人体外部情况进行有目的的观察，以了解健康状况，测知病情的方法。人是一个有机的整体，人体外部与脏腑的关系最密切，局部的病变可以影响到全身，而体内的气血、脏腑、经络等的病理变化，必然会在其体表相应的部位反映出来。因此，望诊不仅可以反映人体的整体情况，而且可作为分析气血、脏腑等生理病理状况的依据之一。

132.假神指久病、重病之人，精气本已极度衰竭，而突然出现某些神气暂时"好转"的虚假表现。假神与病情好转的区别——假神见于垂危病人，病人局部症状的突然"好转"，与整个病情的恶化不相符，且为时短暂，病情很快恶化。重病好转时，其精神好转是逐渐的，并与整体状况的好转相一致。

133.望色是通过观察病人全身皮肤（主要是面部皮肤）的色泽变化来诊察病情的方法。因心主血脉，其华在面，手足三阳经皆上行于头面，特别是多气多血的足阳明胃经分布于面，故面部的血脉丰盛，为脏腑气血之所荣；加之面部皮肤外露，其色泽变化易于观察。所以，凡脏腑的虚实、气血的盛衰，皆可通过面部色泽的变化而反映于外。

134.健康人面部皮肤的色泽是为常色。其特点是明润，含蓄。明润，即面部皮肤光明润泽，是有神气的表现，显示人体精充神旺、气血津液充足、脏腑功能正常。含蓄，即面色红黄隐隐，见于皮肤之内，而不特别显露，是胃气充足、精气内含而不外泄的表现。

135.人体在疾病状态时面部显示的色泽是为病色。病色的特点是晦暗、暴露。晦暗，即面部皮肤枯槁晦暗而无光泽，是脏腑

精气已衰，胃气不能上荣的表现。暴露，即某种面色异常明显地显露于外，是病色外现或真脏色外露的表现。

136．人之种族皮肤的正常色泽，谓之主色。中华民族主色的特征是"红黄隐隐，明润含蓄"。

137．指病人的面色虽有异常，但仍光明润泽者。说明病变尚轻，脏腑精气未衰，胃气尚能上荣于面，多见于新病、轻病、阳证，其病易治，预后较好

138．指病人面色异常，且枯槁晦暗。说明病变深重，脏腑精气已衰，胃气不能上荣于面，多见于久病、重病、阴证，其病难治，预后较差。

139．因外界因素（如季节、昼夜、阴晴、气候等）的不同，或生活条件的差别，而微有相应变化的正常肤色（特别是面色），叫客色。春季可面色稍青，夏季可面色稍赤，长夏可面色稍黄，秋季可面色稍白，冬季可面色稍黑。

140．患者面色淡黄无华者，为萎黄。是脾胃气虚，气血不足的表现。

141．面目一身俱黄者，为黄疸。其中面黄鲜明如橘皮色者，属阳黄，乃湿热为患；面黄晦暗如烟熏色者，属阴黄，乃寒湿为患。

142．小儿囟门迟迟不能闭合者是谓解颅。是肾气不足，发育不良的表现。

143．一侧或两侧喉核红肿肥大，形如乳头或乳蛾者，称为乳蛾。是肺胃热盛，邪客喉核，或虚火上炎，气血瘀滞所致。

144．斑的特点是色深红或青紫，呈片状斑块，平铺于皮肤，抚之不碍手，压之不退色。疹的特点是色红或紫红、点小如粟粒，高出皮肤，抚之碍手，压之退色。

145．指皮肤出现的一种白色小疱疹，多发于颈胸部，四肢偶见，面部不发，消失时有皮屑脱落。白㾦的出现，多因外感湿热之邪，郁于肌表，汗出不彻，蕴酿而发，乃湿温病人湿热之邪透泄外达之机。

146．皮肤干枯粗糙，状若鱼鳞者，为肌肤甲错。是血瘀日久，肌肤失养的表现。

147．小儿指纹透过风、气、命三关，一直延伸到指甲端者，为透关射甲。提示病情凶险，预后不良。

148．斑可由外感温热邪毒，热毒窜络，内迫营血；或因脾虚血失统摄，阳衰寒凝气血；或因外伤等，使血不循经，外溢肌肤所致。

149．痈——患部红肿高大，根盘紧束，焮热疼痛，并能形成脓疡。具有未脓易消，已脓易溃，疮口易敛的特点。疽——患部漫肿无头，皮色不变，疼痛不已。具有难消、难溃、难敛，溃后易伤筋骨的特点。

150．疔——患部形小如粟，根深如钉，漫肿灼热，麻木疼痛，多发于颜面和手足。疖——患部形小而圆，红肿热痛不甚，根浅、脓出即愈。

151．面肿，即面部浮肿，常是全身水肿的一部分。其中眼睑颜面先肿，发病较速者为阳水，多由外感风邪，肺失宣降所致；兼见面色㿠白，发病缓慢者属阴水，多由脾肾阳衰，水湿泛溢所致；兼见面唇青紫、心悸气喘、不能平卧者，多属心肾阳衰，血行瘀阻，水气凌心所致。

152．将目的不同部位分属于五脏：瞳人属肾，称为"水轮"；黑睛属肝，称为"风轮"；两眦血络属心，称为"血轮"；白睛属肺，称为"气轮"；眼睑属脾，称为"肉轮"。认为观察目的不同部位的形色变化，可以诊察相应脏腑的病变，此即"五轮"学说。

153．瘿瘤——颈前结喉处有肿块突起，或大或小，或单侧或双侧，可随吞咽而上下移动。瘰疬——颈侧颌下有肿块如豆，累累如串珠。

154. 扁平胸——胸廓较正常人扁平，前后径小于左右径的一半，颈部细长，锁骨突出，两肩向前，锁骨上、下窝凹陷。多见于形瘦之人，或肺肾阴虚、气阴两虚的病人。桶状胸——胸廓较正常人膨隆，前后径与左右径约相等，颈短肩高，锁骨上、下窝平展，肋间加宽，胸廓呈圆桶状。多为久病咳喘，肺肾气虚，以致肺气不宣而壅滞，日久促使胸廓变形。

155. 角弓反张即脊背后弯，反折如弓的病状。为肝风内动、筋脉拘急之象，可见于热极生风之惊风、破伤风、马钱子中毒等病人。

156. 小儿正常指纹的表现是：隐隐显露在食指掌侧前缘，掌指横纹附近，纹色浅红略紫，呈单支且粗细适中。

七、判断说明题

157. （×）理由："气"指面部光泽，凡面色荣润光泽者，说明精气未衰，病属易治；面色枯槁晦暗者，说明精气已衰，皆属难治。

158. （×）理由：因望神是对人体生命活动整体表现的观察，其内容除精神意识、思维活动外，还包括面色眼神，形体动态，语言呼吸，对外界的反映等。

159. （×）理由：因善色是指病人的面色已有异常，但仍光明润泽，并非无病的面色，只是病变尚轻，多见于新病、轻病、阳证，其病易治，预后较好。

160. （×）理由：除热证外，戴阳证亦可见。久病重病面色苍白，时而泛红如妆、游移不定者，属戴阳证。

161. （√）理由：因为精气充于形体之中，形体虽胖而精气不足，少气乏力者，抗病力弱，主夭，故形胜气者夭；形体虽瘦而精力充沛，神旺有力者，抗病力强，主寿，故气胜形者寿。

162. （×）理由：因上述表现除见于外感热病属热盛动风先兆外，亦可见于内伤虚证，气血不足，筋脉失养。

163. （√）理由：因脾开窍于口，其华在唇，足阳明胃经环绕口唇，口唇与脾胃关系密切，故主要可诊察脾与胃的病变。

164. （√）理由：因齿为骨之余，骨为肾所主；龈护于齿，为手足阳明经分布之处，故望齿与龈主要可以诊察肾、胃的病变，以及津液的盈亏。

八、论述题

165. 目的活动受心神的支配，而目的功能正确与否与五脏六腑精气之盛衰有着密切关系。此外，眼睛的有神无神，对判断疾病的吉凶，也有着极为重要的意义。因此，观察眼神的变化是望神的主要内容之一。

166. 观察病人神的旺衰，可以了解其精气的盛衰，推断病情的轻重，判断病变的预后。因为神的产生与人体精气和脏腑功能的关系密切，神产生于先天之精，而又必须依赖后天水谷精气的不断充养。只有当先后天之精充足，而精所化生的气血津液充盛，脏腑组织功能才能正常，人体才能表现出有神。神是通过脏腑组织的功能活动表现出来的，精气是神的物质基础，而神是精气的外在表现。精气充足则体健神旺，抗病力强，即使有病也多属轻病，预后较好；精气亏虚，则体弱神衰，抗病力弱，有病多重，预后较差。

167. 少神——表现为两目晦滞，目光乏神，面色少华，暗淡不荣，精神不振，思维迟钝，少气懒言，肌肉松软，动作迟缓。提示精气不足，机能减退，多见于虚证患者或疾病恢复期病人。

虚证失神——表现为两目晦暗，目无光彩，面色无华，晦暗暴露，精神萎靡，意识模糊，反应迟钝，手撒尿遗，骨枯肉脱，形体羸瘦。提示精气大伤，机能衰减，多见于慢性久病重病之人，预后不良。

168．精亏神衰而失神——表现为两目晦暗，目无光彩，面色无华，晦暗暴露，精神萎靡，意识模糊，反应迟钝，手撒尿遗，骨枯肉脱，形体羸瘦。提示精气大伤，机能衰减，多见于慢性久病重病之人，预后不良。

邪盛神乱而失神——表现为神昏谵语，循衣摸床，撮空理线；或卒倒神昏，两手握固，牙关紧急。提示邪气亢盛，热扰神明，邪陷心包；或肝风夹痰蒙蔽清窍，阻闭经络。皆属机体功能严重障碍，气血津液失调，多见于急性病人，亦属病重。

169．神乱与失神都有精神症状，但二者有着很大的不同。

神乱——指神志错乱失常。表现为焦虑恐惧、狂躁不安、淡漠痴呆和卒然昏倒等症状，多见于癫、狂、痴、痫、脏躁等病人，其特点是多反复发作而缓解时常无"神乱"表现。其神志失常表现主要是作为诊病的依据。

失神——又称无神。是精亏神衰或邪盛神乱的重病表现，可见于久病虚证和邪实病人。邪盛所致失神，主要言神志昏迷，一般出现在全身性疾病的严重阶段；精亏神衰而失神者，以两目晦暗、精神萎靡、意识模糊等为主要表现，多发生于病变的末期，多预后不良。

170．赤色，主热证，亦可见于戴阳证。白色，主虚证、寒证、失血证。黄色，主脾虚、湿证。青色，主寒证、疼痛、气滞、血瘀、惊风。黑色，主肾虚、寒证、水饮、血瘀、剧痛。

171．青色主寒证、气滞、血瘀、疼痛、惊风。面色淡青或青黑——寒盛、痛剧。久病面色与口唇青紫——心气、心阳虚衰，血行瘀阻，或肺气闭塞，呼吸不利。面色青灰，口唇青紫——心阳暴脱，心血瘀阻。面色青黄——肝郁脾虚。小儿眉间、鼻柱、唇周发青——惊风。

172．小儿囟门异常有囟填、囟陷、解颅三种类型。①囟门突起——称囟填，多属实证。为温病火邪上攻，或脑髓有病，或颅内水液停聚所致。②囟门凹陷——称囟陷，多属虚证。可见于吐泻伤津，气血不足和先天肾精亏虚，脑髓失充的患儿。③囟门迟闭——称解颅。是肾气不足，发育不良的表现，多见于佝偻病患儿。

173．口眼㖞斜一般分为二类。①突发一侧口眼㖞斜而无半身瘫痪，患侧面肌弛缓，额纹消失，眼不能闭合，鼻唇沟变浅，口角下垂，向健侧歪斜者，病名口僻，为风邪中络。②口眼㖞斜兼半身不遂者，多为中风，为肝阳化风、风痰阻闭经络所致。

174．咽喉为肺、胃之门户，是呼吸、饮食的通道；足少阴肾经循喉咙夹舌本，亦与咽喉关系密切，故望咽喉主要诊察肺、胃、肾的病变。①咽部深红肿痛——肺胃热毒壅盛。②咽部嫩红肿痛不显——肾阴虚火上炎。③咽部肿势高突，红晕紧束——为脓已成。④咽部肿势散漫，色淡无界——为未成脓。⑤喉核红肿肥大疼痛——乳蛾，为肺胃火毒熏蒸。⑥咽部灰白假膜，难拭而易复生——白喉，是外感疫邪所致。

175．手足拘急——指手足筋肉挛急不舒、屈伸不利。多因寒邪凝滞或气血亏虚，筋脉失养所致。手足颤动——指双手或下肢颤抖或振摇不定，不能自主。多由血虚筋脉失养或饮酒过度所致，亦可为动风之兆。手足蠕动——指手足时时掣动，动作迟缓无力，类似虫之蠕行。多为脾胃气虚、筋脉失养，或阴虚动风所致。

176．痰白清稀者，多属寒痰。痰黄稠有块者，多属热痰。痰少而黏，难于咯出者，多属燥痰。痰白滑量多，易于咯出者，属湿痰。

177．呕吐物清稀无酸臭味，或呕吐清水痰涎，多因胃阳不足，腐熟无力，或寒邪犯胃，损伤胃阳，导致水饮内停，胃失和降所致。呕吐物秽浊有酸臭味，多因邪热犯胃，胃失和降，邪热蒸腐胃中饮食所致。吐不消化、味酸腐的食物，多属伤食，因暴饮暴食，损伤脾胃所致。呕吐黄绿苦水，多属肝胆郁热或湿热。吐血色暗红或紫暗有块，夹有食物残渣者，属胃有积热，或肝火犯胃，或胃腑血瘀所致。

178．虚寒证——大便清稀，完谷不化，或如鸭溏；小便清长。实热证——大便黄褐如糜而臭，或大便如黏冻，夹有脓血；小便短黄。

179．食指掌侧前缘络脉为手太阴之脉分支而来，故望食指络脉，与切寸口脉同出一辙，其原理和意义也相似，可以诊察体内的病变。同时小儿皮肤较薄嫩，食指脉络易于显露，便于观察，故常以望指纹辅助脉诊。

180．指纹的颜色变化，主要有红、紫、青、黑、白等。指纹鲜红，属外感表证、寒证。指纹紫红，属里热证。指纹青色，主疼痛、惊风。指纹紫黑，为血络郁闭，病属重危。指纹淡白，属脾虚、疳积。一般来说，指纹色深暗者，多属实证，是邪气有余；色浅淡者，多属虚证，是正气不足。

181．根据络脉在食指三关出现的部位，以测定邪气的浅深，病情的轻重。指纹显于风关附近，是邪气入络，邪浅病轻，可见于外感初起。指纹达于气关，是邪气入经，邪深病重。指纹达于命关，是邪入脏腑，病情严重。指纹"透关射甲"（即直达指端），是病属凶险，预后不良。

第三章 舌诊

习题

一、A型题

1. 下列哪条经脉与舌无直接联系？
（　　）
　　　　A. 手太阴经　　B. 足厥阴经
　　　　C. 足少阴经　　D. 足太阴经
　　　　E. 手厥阴经

2. 舌尖所候的脏腑一般是：（　　）
　　　　A. 心肺　　　　B. 脾胃
　　　　C. 肾　　　　　D. 膀胱
　　　　E. 肝胆

3. 舌边所候的脏腑一般是：（　　）
　　　　A. 心肺　　B. 肝胆
　　　　C. 三焦　　D. 脾胃
　　　　E. 肾

4. 下列哪项不属正常舌象？（　　）
　　　　A. 舌质淡红　　B. 舌体柔软
　　　　C. 舌体灵活　　D. 舌体胖嫩
　　　　E. 舌苔薄白

5. 舌色淡白，常见于：（　　）
　　　　A. 湿热内蕴　　B. 气血两虚
　　　　C. 心火上炎　　D. 肝肾阴虚
　　　　E. 外感表热

6. 舌尖红可见于：（　　）
　　　　A. 肝火上炎　　B. 心火上炎
　　　　C. 胃火亢盛　　D. 相火妄动
　　　　E. 湿热蕴脾

7. 舌尖见青紫色斑点，多见于：
（　　）
　　　　A. 心脉痹阻　　B. 肝脏瘀血

C. 胃肠瘀血　　D. 膀胱蓄血
　　　　E. 肾脏瘀血

8. 舌淡紫湿润，最常见于：（　　）
　　　　A. 气血两虚　　B. 气虚血瘀
　　　　C. 气滞血瘀　　D. 气不摄血
　　　　E. 寒凝血瘀

9. 舌绛紫干枯少津，可见于：（　　）
　　　　A. 热毒炽盛　　B. 肝火上炎
　　　　C. 风热犯肺　　D. 气不摄血
　　　　E. 寒凝血瘀

10. 热甚伤津、气血壅滞，其舌质可见：（　　）
　　　　A. 绛紫干枯　　B. 舌绛湿润
　　　　C. 青紫湿润　　D. 青紫晦暗
　　　　E. 绛有芒刺

11. 舌质淡嫩，苔白润，可见于：
（　　）
　　　　A. 虚寒证　　　B. 实寒证
　　　　C. 表寒证　　　D. 假寒证
　　　　E. 血瘀证

12. 镜面舌的形成机理是：（　　）
　　　　A. 水湿上犯　　B. 胃肾阴涸
　　　　C. 热盛伤津　　D. 热入营血
　　　　E. 胃肠热结

13. 下列舌质哪一项与热证无关？
（　　）
　　　　A. 红舌　　　　B. 绛舌
　　　　C. 紫舌　　　　D. 胖嫩舌
　　　　E. 裂纹舌

14. 下列不属病态舌形的内容是：
（　　）
　　　　A. 裂纹舌　　　B. 肿胀舌
　　　　C. 胖大舌　　　D. 歪斜舌

E. 点刺舌

15. 下列内容不属异常舌态的是：
（　　）

    A. 颤动　　　　B. 歪斜

    C. 点刺　　　　D. 强硬

    E. 痿软

16. 气血亏虚、阴液亏损可见：（　　）

    A. 痿软舌　　　B. 强硬舌

    C. 歪斜舌　　　D. 颤动舌

    E. 吐弄舌

17. 病人心脾热盛，舌象可见：（　　）

    A. 吐弄　　　　B. 短缩

    C. 强硬　　　　D. 痿软

    E. 颤动

18. 吐舌常见于：（　　）

    A. 热极生风　　B. 阳亢生风

    C. 阴虚动风　　D. 疫毒攻心

    E. 小儿智力发育不全

19. 下列哪项不见裂纹舌：（　　）

    A. 阳气不足　　B. 阴液亏虚

    C. 血虚不润　　D. 邪热炽盛

    E. 先天舌裂

20. 下列哪项不是颤动舌的原因：（　　）

    A. 痰饮　　　　B. 热盛

    C. 阴亏　　　　D. 阳亢

    E. 血虚

21. 紫舌常见于：（　　）

    A. 气滞　　　　B. 血瘀

    C. 血虚　　　　D. 阴虚

    E. 阳虚

22. 外感病热入营血，最常见的舌象是：（　　）

    A. 红舌　　　　B. 绛舌

    C. 青舌　　　　D. 紫舌

    E. 淡白舌

23. 提示邪气渐盛的舌苔变化是：
（　　）

    A. 苔由厚变薄　B. 苔由薄变厚

    C. 苔由多变少　D. 苔由润变燥

    E. 苔骤然退去

24. 舌苔干燥多见于：（　　）

    A. 瘀血内阻　　B. 津液耗伤

    C. 湿浊壅滞　　D. 风寒表证

    E. 食滞胃肠

25. 下列哪项属察苔质的内容？（　　）

    A. 润燥　　　　B. 白苔

    C. 黄苔　　　　D. 灰苔

    E. 黑苔

26. 苔质致密，颗粒细小，融合成片，属：（　　）

    A. 滑苔　　　　B. 腐苔

    C. 腻苔　　　　D. 润苔

    E. 燥苔

27. 苔质颗粒大而疏松，形如腐渣者，为：（　　）

    A. 滑苔　　　　B. 腐苔

    C. 腻苔　　　　D. 润苔

    E. 燥苔

28. 阳热有余，蒸腾胃中秽浊之邪上泛，可见：（　　）

    A. 腐苔　　　　B. 腻苔

    C. 润苔　　　　D. 有根苔

    E. 无根苔

29. 舌苔多处剥脱，舌面仅斑驳残存少量舌苔者，称：（　　）

    A. 前剥苔　　　B. 根剥苔

    C. 花剥苔　　　D. 类剥苔

    E. 地图舌

30. 察舌苔以辨胃气之有无，主要依据是：（　　）

    A. 苔之厚薄　　B. 苔之真假

    C. 苔之颜色　　D. 苔之润燥

    E. 苔之偏全

31. 下列不属白苔主病的是：（　　）

    A. 表证　　　　B. 寒证

    C. 湿证　　　　D. 燥热

E. 虚热

32. 苔薄白而干，多见于：（　　）
　　A. 外感寒湿　　B. 脾肾阳虚
　　C. 水湿内停　　D. 外感风热
　　E. 阴液亏损

33. 积粉苔常见于：（　　）
　　A. 表寒　　　　B. 表热
　　C. 痰饮　　　　D. 食积
　　E. 瘟疫

34. 舌苔灰黑润滑，常见于：（　　）
　　A. 阴寒内盛　　B. 里热炽盛
　　C. 湿热内蕴　　D. 气血两虚
　　E. 胃气衰败

35. 无根苔常提示：（　　）
　　A. 寒邪犯胃　　B. 胃气衰败
　　C. 胃阴不足　　D. 热邪犯胃
　　E. 食滞胃脘

36. 滑苔常见于：（　　）
　　A. 痰湿　　　　B. 湿热
　　C. 实热　　　　D. 气滞
　　E. 血瘀

37. 燥苔常见于：（　　）
　　A. 外感风寒　　B. 气血亏虚
　　C. 湿热蕴结　　D. 津液不足
　　E. 食滞内停

38. 不出现滑苔的病证是：（　　）
　　A. 脾阳不振　　B. 水湿内停
　　C. 饮邪恋肺　　D. 寒湿内生
　　E. 气滞血瘀

39. 黄燥苔多见于：（　　）
　　A. 表热证　　　B. 湿热证
　　C. 实热证　　　D. 虚热证
　　E. 假热证

40. 黄腻苔不见于：（　　）
　　A. 肝胆湿热　　B. 湿热内蕴
　　C. 痰热交阻　　D. 痰浊化热
　　E. 寒湿内停

41. 舌红少苔或无苔，可见于：（　　）

A. 阴虚证　　　B. 阳亢证
C. 实热证　　　D. 表热证
E. 戴阳证

42. 舌绛少苔或无苔，可见于：（　　）
　　A. 肝经风热　　B. 胃阴不足
　　C. 阴虚火旺　　D. 肺阴不足
　　E. 燥邪犯肺

43. 舌红苔薄黄，可见于：（　　）
　　A. 里热轻证　　B. 里热炽盛
　　C. 湿热内蕴　　D. 痰热内蕴
　　E. 食积化热

44. 红瘦舌，黑干苔，最不见于：（　　）
　　A. 阴虚证　　　B. 阴虚火旺
　　C. 津枯血燥　　D. 胃肠热结
　　E. 阳虚寒盛

45. 淡红舌苔灰黑湿润，为：（　　）
　　A. 气虚　　　　B. 阳虚
　　C. 血虚　　　　D. 阴虚
　　E. 湿热

46. 淡白舌中剥苔，可见于：（　　）
　　A. 肝阴不足　　B. 肾阴不足
　　C. 气阴不足　　D. 肝肾阴虚
　　E. 阴虚火旺

47. 淡白舌、白腻苔，可见于：（　　）
　　A. 气血两虚　　B. 脾虚湿困
　　C. 胃阴不足　　D. 肝肾阴虚
　　E. 阴虚火旺

48. 下列属危重舌象的是：（　　）
　　A. 吐弄舌　　　B. 歪斜舌
　　C. 镜面舌　　　D. 裂纹舌
　　E. 胖嫩舌

二、B 型题

A. 舌尖　　B. 舌中
C. 舌边　　D. 舌根
E. 舌面

49. 五脏六腑中，心肺在舌上分属部位是：（　　）

50．五脏六腑中，肝胆在舌上分属部位是：（　　）

51．五脏六腑中，脾胃在舌上分属部位是：（　　）

52．五脏六腑中，肾在舌上分属部位是：（　　）

A．丝状乳头　　B．蕈状乳头

C．轮廓乳头　　D．叶状乳头

E．舌下络脉

53．引起舌苔变化的乳头是：（　　）

54．引起舌质变化的乳头是：（　　）

A．手太阴经　　B．手少阴经

C．足太阴经　　D．足少阴经

E．足厥阴经

55．络于舌本的经络是：（　　）

56．连舌本散舌下的经络是：（　　）

A．气血两虚　　B．寒湿壅盛

C．阴虚火旺　　D．肾精久耗

E．胃阴不足

57．舌淡白胖嫩有齿痕，主病是：（　　）

58．舌淡白瘦薄，主病是：（　　）

59．舌绛少苔或无苔，主病是：（　　）

A．淡白舌　　B．红舌

C．绛舌　　　D．紫舌

E．裂纹舌

60．血行不畅可见：（　　）

61．气血两虚或阳虚可见：（　　）

62．阴虚火旺可见：（　　）

A．苍老舌　　B．痿软舌

C．胖大舌　　D．吐弄舌

E．齿痕舌

63．脾虚水湿内盛可见：（　　）

64．心脾有热可见：（　　）

A．痿软舌　　B．胖大舌

C．歪斜舌　　D．短缩舌

E．吐弄舌

65．中风或中风先兆可见：（　　）

66．伤阴或气血两虚可见：（　　）

A．舌苔的有无　　B．舌苔的润燥

C．舌苔的厚薄　　D．舌苔的颜色

E．舌苔有根无根

67．观察舌苔辨别病邪的性质主要是依据：（　　）

68．观察舌苔辨别病位的浅深主要是依据：（　　）

69．观察舌苔辨别津液的存亡主要是依据：

A．里热证　　　B．寒湿证

C．表寒证　　　D．阳虚证

E．阴虚证

70．黄厚苔主：（　　）

71．少苔主：（　　）

72．白腻苔主：（　　）

A．脾虚　　　B．阴虚

C．血虚　　　D．血瘀

E．血寒

73．舌淡白而有裂纹，多见于：（　　）

74．舌淡胖嫩有齿印，多见于：（　　）

A．舌红苔黄厚　　B．舌淡苔白润

C．舌红苔黄腻　　D．舌淡红苔薄白

E．舌红绛少苔

75．湿热蕴脾可见：（　　）

76．实热证的舌象是：（　　）

A．舌红绛苔黄燥

B．舌红绛苔黄腻

C．舌淡苔灰黑润

D．舌红绛少苔

E．舌红绛苔黄白相兼

77．阳虚寒湿内盛，可见：（　　）

78．热入营血，营阴被耗可见：

A．舌体的颜色　　B．舌苔的厚薄

C．舌体的动态　　D．舌苔的颜色

E．舌下络脉

79．判断正气的亏虚，主要依据：（　　）

80. 判断病邪的性质,主要依据:
( )

三、X型题

81. 淡白舌的主病有:( )
　　A. 气虚　　　B. 阳虚
　　C. 阴虚　　　D. 血虚
　　E. 寒证

82. 绛舌可见于:( )
　　A. 里热亢盛　　B. 阴虚火旺
　　C. 湿热蕴脾　　D. 肝胆湿热
　　E. 膀胱湿热

83. 舌淡紫湿润可见于:( )
　　A. 热盛　　　B. 寒凝
　　C. 阴亏　　　D. 血瘀
　　E. 血虚

84. 裂纹舌可见于:( )
　　A. 邪热炽盛　　B. 阴液亏虚
　　C. 血虚不润　　D. 痰湿内蕴
　　E. 肝胆湿热

85. 颤动舌可见于:( )
　　A. 热盛　　　B. 阳亢
　　C. 阴虚　　　D. 血虚
　　E. 血瘀

86. 望舌下络脉主要观察:( )
　　A. 长度　　　B. 形态
　　C. 色泽　　　D. 粗细
　　E. 舌下小血络

87. 白苔可见于哪些证?( )
　　A. 表证　　　B. 寒证
　　C. 湿证　　　D. 热证
　　E. 阴虚

88. 既可主寒,又可主热的舌苔有哪些?( )
　　A. 白苔　　　B. 黄苔
　　C. 灰苔　　　D. 黑苔
　　E. 绿苔

四、是非题

89. 望舌时应先舌根,后舌尖,先舌苔,再舌质。( )

90. 观察舌象的时间越长越好。( )

91. 白苔皆主表证、寒证、湿证。( )

92. 灰黑苔皆为疾病深重之象。( )

93. 紫舌即可见于阴寒内盛,又可见于热毒炽盛。( )

94. 正常人亦可见裂纹舌。( )

五、填空题

95. 舌乳头有四种,其中_____乳头与_____有关;_____乳头与_____变化有关。

96. 我国第一部舌诊专著是_____。

97. 舌诊主要观察_____和_____两个方面的变化。

98. 正常舌象是_____、_____。

99. 观察舌体的_____、_____、_____、_____是望舌体的内容。

100. 薄苔是指_____的苔,又称____苔。厚苔是指_____的苔,又称____苔。

101. 舌苔润燥主要反映体内_____和_____情况。

102. 淡白舌多主_____、_____。枯白舌主_____。

103. 痿软舌多见于_____或__。

104. 舌下细小络脉呈暗红色或紫色网络,为_____的征象。

105. 舌为_____之苗,又为____之外候,舌苔是由_____熏蒸而成。

106. 舌苔黄腻而厚为_____、____、_____等邪之内蕴所致。

107. 腐苔主_____、_____;脓腐苔多见于_____或_____。

34

108.舌尖苔黄为_____；舌中苔黄为_____；舌根苔黄为_____。

109.苔灰黑干燥主_____；苔灰黑润滑主_____。

110.舌色红活明润，舌体活动自如者，为_____；舌色晦暗枯涩，活动不灵者，为_____。

111.紫舌，舌苔白润，多为_____、_____的病理特征。

112.淡红舌、积粉苔，主病为_____初起，或有_____。

113.红舌、白垢苔，主病为_____，_____。

114.淡白舌、中剥苔，主病为_____，_____。

六、简答题

115.哪些舌乳头与舌象密切相关？哪些舌乳头与味觉有关？

116.望舌的内容有哪些？

117.诊舌时需注意哪些事项？

118.简述舌的脏腑分属。

119.简述正常舌象的特征及临床意义。

120.举例说明年龄因素对舌象的影响。

121.舌象的生理变异因素有哪些？各举一例说明之。

122.如何区别病态舌象还是正常舌象的生理性变异？

123.简述淡白舌的舌象特征及意义。

124.简述红舌、绛舌的舌象特征及意义。

125.舌绛有苔与无苔各有何意义？

126.试述强硬舌的舌象特征及临床意义。

127.何谓吐弄舌？常见于哪些疾病？

128.望舌下络脉主要观察哪些方面？

129.瘀血内阻患者，舌下络脉有何异常表现？

130.厚苔是怎样形成的？主何病证？

131.燥苔是怎样形成的？

132.舌苔由润转燥，由燥转润有何意义？

133.试述有根苔与无根苔的舌象特征。

134.试述滑苔的舌象特征及临床意义。

135.试述润苔的舌象特征及意义。

136.苔色变化主要有哪几项？各有何临床意义？

137.何谓积粉苔？有何临床意义？

138.舌苔与舌体的变化有何临床意义？

139.简述舌诊的临床意义。

七、判断说明题

140.望舌的顺序是先舌根，再舌尖，先舌苔，再舌质。（　）理由：

141.望舌时应排除操作因素所造成的虚假舌象。（　）理由：

142.绛舌皆主里热亢盛证。（　）理由：

143.舌面水分过多，伸舌欲滴，扪之湿滑，称谓腻苔。（　）理由：

144.白苔主表证、寒证，但也可见于热证。（　）理由：

145.淡白舌与枯白舌主病不同。（　）理由。

八、论述题

146.为什么说舌为心之苗？

147.为什么说舌为脾之外候？

148.何谓紫舌？全舌青紫与局部青紫各有何意义？

149.试述淡紫舌与紫红舌、绛紫舌的形成机理。

150.试述几种常见胖大舌的形成机理。

151.试述几种常见痿软舌的形成机理。

152.试述颤动舌的形成机理及所主病证。

153. 镜面舌有几种？其形成机理及主病如何？

154. 花剥苔、镜面舌、地图舌、类剥苔的舌象特征有何异同？

155. 望舌主要观察舌苔哪些方面的变化？各有何临床意义？

156. 试述舌苔厚薄转化与疾病进退的关系。

157. 试述腻苔、腐苔的舌象特征。

158. 试述腻苔的形成机理及意义。

159. 试述不同白苔的临床意义。

160. 请举四种黄苔的舌象，说明其临床意义。

161. 举例说明舌苔和舌质变化不一致，如何分析？

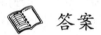 答案

一、A 型题

1.E 2.A 3.B

4.D（答案分析：正常舌象为舌体不胖不嫩，故 D 不属。）

5.B 6.B 7.A

8.E（答案分析：舌淡、紫、湿润，最符合寒凝血瘀，故为 E。）

9.A 10.A

11.A（答案分析：舌质淡、嫩、苔白、润，最符合虚寒证，故为 A。）

12.B（答案分析：镜面舌常见于胃肾阴涸。其余病情虽重，但一般不致呈现镜面舌，故为 B。）

13.D 14.D 15.C 16.A 17.A

18.E 19.A 20.A 21.B 22.B

23.B 24.B 25.A 26.C 27.B

28.A 29.C 30.B

31.E（答案分析：燥热有见白苔者，故正确答案为 E。）

32.D 33.E 34.A 35.B 36.A

37.D 38.E 39.C 40.E 41.A

42.C 43.A 44.E

45.B〔答案分析：气血虚可见舌淡白，但无苔黑湿润；湿热可见苔湿润，但应是舌红苔色黄；阴虚理应是舌红小苔燥；故只 B（阳虚）为正确答案。〕

46.C（答案分析：A、B、D、E 均属阴虚，应为红绛舌，而不是淡白舌，故正确答案为 C。）

47.B 48.C

二、B 型题

49.A 50.C 51.B 52.D 53.A

54.B 55.E 56.C 57.B 58.A

59.C 60.D 61.A 62.C 63.C

64.E 65.C 66.A 67.D 68.C

69.B 70.A 71.E 72.B 73.C

74.A 75.C 76.A 77.C 78.D

79.A 80.D

三、X 型题

81.A，B，D，E 82.A，B

83.B，D

84.A，B，C（答案分析：痰湿内蕴、肝胆湿热一般不见裂纹舌，其余 A，B，C 均可见。）

85.A，B，C，D（答案分析：除血瘀不见颤动舌外，其余 A，B，C，D 均可见。）

86.A，B，C，D，E

87.A，B，C，D（答案分析：白苔常见于 A，B，C。热证虽常见黄苔甚至黑苔，但瘟疫等病亦可见苔白如积粉之积粉苔，故 D 亦是。）

88.A，C，D（答案分析：灰苔、黑苔可见于寒证或热证；白苔多主寒证，但亦可见于热证；无绿苔之说。故正确答案为 A，

C，D。）

四、是非题

89.N（望舌的顺序是先看舌尖，再看舌中、舌边，最后看舌根部。应当先看舌质，再看舌苔。）

90.N（望舌要迅速敏捷、全面准确，尽量减少患者伸舌的时间，察舌时间长会导致口舌疲劳，影响舌象。）

91.N（白苔多主表证、寒证、湿证，但亦可见于热证。）

92.N（苔灰黑亦有属病轻，甚至无明显症状者，如吸烟过多者，可见舌苔灰黑。）

93.Y

94.Y（先天性裂纹舌不一定是病态。）

五、填空题

95.丝状，舌苔；蕈状，舌质

96.敖氏伤寒金镜录

97.舌质，舌苔

98.淡红舌、薄白苔

99.色、形、态、舌下络脉

100.透过舌苔能隐隐见到舌体，见底。不能透过舌苔见到舌体，不见底

101.津液盈亏，输布

102.气血两虚，阳虚。脱血夺气

103.伤阴，气血俱虚

104.血瘀

105.心，脾，胃气

106.湿热蕴结、痰热内蕴、食积化热

107.食积胃肠、痰浊内蕴；内痈，邪毒内结

108.热在上焦；热在胃肠；热在下焦

109.热甚；阳虚寒盛

110.有神气；无神气

111.阳衰寒盛、气血凝滞

112.瘟疫，内痈

113.正气亏虚，湿热未净

114.气血两虚，胃阴不足

六、简答题

115.丝状乳头与蕈状乳头对舌象的形成有着密切的联系，轮廓乳头、叶状乳头与味觉有关。

116.包括望舌质和望舌苔。望舌质包括舌色、舌形、舌态和舌下络脉；望舌苔包括苔质、苔色。

117.需注意光线的影响；饮食和药物的影响；口腔对舌象的影响。

118.舌尖多反映上焦心肺的病变；舌中多反映中焦脾胃的病变；舌根多反映下焦肾的病变；舌两侧多反映肝胆的病变。

119.舌体柔软灵活，舌色淡红明润，舌苔薄白均匀，苔质干湿适中，简称"淡红舌，薄白苔"。说明胃气旺盛，气血津液充盈，脏腑功能正常。

120.如老年人精气渐衰，气血常常偏虚，脏腑功能减退，气血运行迟缓，舌色多暗红；儿童阴阳稚弱，脾胃功能尚薄，生长发育很快，往往处于代谢旺盛而营养相对不足的状态，故舌多淡嫩，舌苔偏少易剥。

121.年龄性别因素，如老年人舌色多暗红，儿童舌多淡嫩，舌苔偏少易剥；体质禀赋因素，如肥胖之人舌多见胖大且质淡，消瘦之人舌体略瘦而舌色偏红；气候环境因素，如夏季暑湿盛时，舌苔多厚而色淡黄；冬季严寒，舌常湿润等。

122.若发现正常人有异常舌象时，除了生理因素外，有一部分可能是疾病的前期征象。应结合实际，认真分析，一般有符合舌象变异的因素存在，而无任何不适症状者，多属于生理变异，否则应考虑是疾病的前期表现。

123.比正常舌色浅淡，白色偏多红色偏少。主气血两虚、阳虚。若舌色白，几无血色者，称为枯白舌。主脱血夺气。

124. 较正常舌色红，甚至呈鲜红色者，称为红舌。红舌可见于整个舌体，亦可只见于舌尖、舌两边。主实热、阴虚。较红舌颜色更深，或略带暗红色者，为绛舌。主里热亢盛、阴虚火旺。

125. 舌绛有苔，多属湿热病热入营血，或脏腑内热炽盛。绛色愈深，热邪愈甚。舌绛少苔或无苔，或有裂纹，多属久病阴虚火旺，或热病后期阴液耗损。

126. 舌失柔和，屈伸不利，或不能转动，板硬强直，称为强硬舌。多见于热入心包，或为高热伤津，或为风痰阻络。

127. 舌伸于口外，不即回缩者，称为吐舌；舌反复吐而即回，或舌舐口唇四周，掉动不宁者，称为弄舌。一般都属心脾有热。吐舌可见于疫毒攻心，或正气已绝；弄舌多见于热甚动风先兆。吐弄舌亦可见于小儿智力发育不全。

128. 望舌下络脉主要观察其长度、形态、色泽、粗细、舌下小血络等的变化。

129. 舌下络脉粗胀，或呈青紫、绛、绛紫、紫黑色，或舌下细小络脉呈暗红色或紫色网络，或舌下络脉曲张如紫色珠子状大小不等的结节等改变，皆为血瘀的征象。

130. 厚苔是由胃气夹湿浊、痰浊、食浊、热邪等熏蒸，积滞舌面所致。主痰湿、食积、里热等证。

131. 可因高热、大汗、吐泻后，或过服温燥药物等，导致津液不足，舌苔失于滋润而形成。亦有因痰饮、瘀血内阻，阳气被遏，不能上蒸津液濡润舌苔而见燥苔者。

132. 舌苔由润变燥，表示热重津伤，或津失输布。舌苔由燥转润，主热退津复，或饮邪始化。

133. 舌苔紧贴于舌面，刮之难去，刮后仍留有苔迹，不露舌质，舌苔像从舌体上长出者，称为有根苔。若舌苔不紧贴舌面，不像舌所自生而似浮涂于舌面，苔易刮脱，刮后无垢而舌质光洁者，称为无根苔。

134. 舌面水分过多，伸舌欲滴，扪之湿滑，称为滑苔。主痰饮、主湿。如寒湿内侵，或阳虚不能运化水液，寒湿、痰饮内生。

135. 舌苔润泽有津，干湿适中，不滑不燥，称为润苔。润苔是正常舌苔表现之一，是胃津、肾液上承，布露舌面的表现。疾病过程中见润苔，提示体内津液未伤，如风寒表证、湿证初起、食滞、瘀血等。

136. 苔色的变化主要有白苔、黄苔、灰黑苔三类。白苔可为正常舌苔，病中多主表证、寒证、湿证，亦可见于热证；黄苔主热证、里证；灰黑苔主阴寒内盛，或里热炽盛。

137. 苔白如积粉，扪之不燥者，称为积粉苔。常见于瘟疫或内痈等病，系秽浊湿邪与热毒相结而成。

138. 舌苔和舌质的变化，所反映的生理病理意义各有侧重。一般认为，舌质颜色、形态主要反映脏腑气血津液的情况；舌苔的变化，主要与感受病邪和病证的性质有关。所以，察舌质可以了解脏腑虚实、气血津液的盛衰；察舌苔重在辨别病邪的性质、邪正的消长及胃气的存亡。

139. 舌诊简便易行，舌象的变化能较客观准确地反映病情，可作为诊断疾病、了解病情的发展变化和辨证的重要依据。归纳有以下几方面：判断邪正盛衰，区别病邪性质，辨别病位浅深，推断病势进退。

七、判断说明题

140. （×）理由：望舌的顺序是先看舌尖，再看舌中、舌边，最后看舌根部。

141. （√）理由：望舌时常受到光线影响、饮食或药品影响、口腔对舌象的影响等，应注意排除，以免产生错误认识。

142. （×）理由：绛舌还主阴虚火旺

证。

143.（×）理由：腻苔应是苔质致密，颗粒细小，融合成片，如有油腻状，中厚边薄，紧贴舌面，揩之不去，刮之难脱。

144.（√）理由：白苔多见于表证、寒证，白砂苔等即主热证。

145.（√）理由：因淡白舌主气血两虚、阳虚；枯白舌主脱血夺气。

八、论述题

146.手少阴心经之别系舌本。心主血脉，而舌的脉络丰富，心血上荣于舌，故人体气血运行情况，可反映在舌质的颜色上；心主神明，舌体的运动又受心神的支配，因而舌体运动是否灵活自如，语言是否清晰，与神志密切相关。舌可以反映心、神的病变，故称舌为心之苗。

147.足太阴脾经连舌本、散舌下，舌居口中司味觉。舌苔是由胃气蒸发谷气上承于舌面而成，与脾胃运化功能相应。舌体赖气血充养，所以舌象能反映气血的盛衰，而与脾主运化、化生气血的功能直接相关，故称舌为脾之外候。

148.全舌呈现紫色，或局部现青紫色斑点，称为紫舌。全舌青紫者，其病多是全身性血行瘀滞；舌有紫色斑点者，多为瘀血阻滞局部，或是局部血络损伤所致。

149.淡紫舌多由淡白舌转变而成，其舌淡紫而湿润。可由阴寒内盛，阳气被遏，血行凝滞，或阳气虚衰，气血运行不畅，血脉瘀滞所致。紫红舌、绛紫舌多为红绛舌的进一步发展，其舌紫红、绛紫而干枯少津。为热毒炽盛，内入营血，营阴受灼，津液耗损，气血壅滞所致。

150.舌淡胖大者，多为脾肾阳虚，津液输布障碍，水湿之邪停滞于体内的表现。舌红胖大者，多属脾胃湿热或痰热内蕴，或平素嗜酒，湿热酒毒上泛所致。舌肿胀色红

绛，多见于心脾热盛，热毒上壅。

151.痿软舌多因气血亏虚，阴液亏损，舌肌筋脉失养而废弛，致使舌体痿软。舌痿软而淡白无华者，多属气血俱虚。多因慢性久病，气血虚衰，舌体失养所致。舌痿软而红绛少苔或无苔者，多见于外感病后期，热极伤阴，或内伤杂病，阴虚火旺所致。舌红干而渐痿者，乃肝肾阴亏，舌肌筋脉失养所致。

152.凡气血亏虚，使筋脉失于濡养而无力平稳伸展舌体；或因热极阴亏而动风、肝阳化风等，皆可出现舌颤动。久病舌淡白而颤动者，多属血虚动风；新病舌绛而颤动者，多属热极生风；舌红少津而颤动者，多属阴虚动风、肝阳化风。另外，酒毒内蕴，亦可见舌体颤动。

153.镜面舌有两种，一是镜面舌色红绛者，为胃阴枯竭，胃乏生气之兆，属阴虚重证；一是舌色㿠白如镜，甚则毫无血色者，主营血大虚，阳气虚衰，病重难治。

154.共同点为舌苔皆有剥落。舌苔多处剥脱，舌面仅斑驳残存少量舌苔者，称花剥苔；舌苔全部剥脱，舌面光洁如镜者，称为镜面舌；舌苔不规则地剥脱，边缘凸起，界限清楚，形似地图，部位时有转移者，称为地图舌；舌苔剥脱处，舌面不光滑，仍有新生苔质颗粒，或舌乳头可见者，称为类剥苔。

155.望舌苔主要观察苔质和苔色两方面的变化。舌苔厚薄可反映邪正的盛衰和邪气之浅深；舌苔润燥可反映体内津液的盈亏和输布情况；舌苔腐腻可测知阳气与湿浊的消长及痰饮食积等；舌苔剥落可察胃气不足，胃阴枯竭或气血两虚等；舌苔偏全可察邪气散漫或偏于某一脏腑等；真假苔可协助判别疾病的轻重及预后。白苔在病中多主表证、寒证、湿证，亦可见于热证；黄苔主热证、里证；灰黑苔主阴寒内盛或里热炽盛。

156．舌苔由薄转厚，提示邪气渐盛，或表邪入里，为病进；舌苔由厚转薄，或舌上复生薄白新苔，提示正气胜邪，或内邪消散外达，为病退的征象。如薄苔突然增厚，提示邪气极盛，迅速入里；苔骤然消退，舌上无新生舌苔，为正不胜邪，或胃气暴绝。

157．苔质致密，颗粒细小，融合成片，如涂有油腻之状，中厚边薄，紧贴舌面，揩之不去，刮之不脱，称为腻苔。苔质疏松，颗粒粗大，形如豆腐渣堆积舌面，边中皆厚，揩之易去，称为腐苔。若舌上一层黏厚苔，有如疮脓，则称脓腐苔。

158．腻苔多由湿浊内蕴，阳气被遏，湿浊痰饮停聚所致。舌苔薄腻，或腻而不板滞者，多为食积，或脾虚湿困，阻滞气机；舌苔白腻而滑者，为痰浊、寒湿内阻，阳气被遏，气机阻滞；舌苔黏腻而厚，口中发甜，是脾胃湿热，邪聚上泛；舌苔黄腻而厚，为痰热、湿热、暑湿等邪内蕴，腑气不畅。

159．苔薄白而润，可为正常舌象，或为表证初起，或是里证病轻，或是阳虚内寒。苔薄白而滑，多为外感寒湿，或脾肾阳虚，水湿内停。苔薄白而干，多由外感风热所致。苔白厚腻，多为湿浊内停，或为痰饮、食积。苔白厚而干，主痰浊湿热内蕴；苔白如积粉，扪之不燥者，称为积粉苔，常见于瘟疫或内痈等病，系秽浊湿邪与热毒相结而成。苔白而燥裂，粗糙如砂石，提示燥热伤津，阴液亏损。

160．苔薄黄提示热势轻浅，多见于风热表证，或风寒化热入里。苔淡黄而润滑多津者，称为黄滑苔，多为阳虚寒湿之体，痰饮聚久化热，或为气血亏虚，复感湿热之邪所致。苔黄黑相兼，如烧焦的锅巴，称焦黄苔，主邪热伤津，燥结腑实之证。苔黄而质腻者，称黄腻苔，主湿热或痰热内蕴，或为食积化腐。

161．舌质与舌苔不一致，甚至相反的变化，多提示病因病机比较复杂，此时应对二者的病因病机以及相互关系进行综合分析。如淡白舌黄腻苔，舌色淡白主虚寒，而苔黄腻又主湿热，舌质主要反映正气，舌苔主要反映病邪。

第四章　闻诊

习题

一、A型题

1. 神识不清，语言重复，时断时续，语声低弱模糊，属于：（　）
    A. 谵语　　B. 独语
    C. 郑声　　D. 错语
    E. 呓语

2. 郑声的病机为：（　）
    A. 热扰心神，神明失主
    B. 脏气衰竭，心神散乱
    C. 瘀血内阻，心脉痹塞
    D. 心气不足，神失所养
    E. 痰湿内阻，心脉痹塞

3. 自言自语，喃喃不休，见人语止，首尾不续，属于：（　）
    A. 错语　　B. 独语
    C. 谵语　　D. 郑声
    E. 狂言

4. 神志清楚，思维正常而吐字困难，或吐字不清，语言不流畅，属于：（　）
    A. 狂语　　B. 错语
    C. 呓语　　D. 言謇
    E. 谵语

5. 动则喘甚，呼吸短促，急促难续，息微声低，以深吸为快，证属：（　）
    A. 痰热壅肺　B. 痰湿阻肺
    C. 风寒袭肺　D. 肺肾气虚
    E. 肺脾气虚

6. 咳声轻清低微，证属：（　）
    A. 风寒束表　B. 风热犯肺

    C. 肺气亏损　D. 肺阴不足
    E. 燥邪犯肺

7. 咳声短促，咳后有鸡鸣样回声者，属何疾病：（　）
    A. 顿咳　　B. 白喉
    C. 肺痨　　D. 肺痿
    E. 肺痈

8. 咳吐脓血腥臭痰者，属于：（　）
    A. 白喉　　B. 顿咳
    C. 肺燥　　D. 肺痿
    E. 肺痈

9. 病中出现鼻鼾，一般不属下列哪项？（　）
    A. 心肺气虚　　B. 中风危候
    C. 热扰神明　　D. 痰蒙心神
    E. 痰湿内盛

10. 下列哪项不属病态语言？（　）
    A. 谵语　　B. 郑声
    C. 独语　　D. 狂言
    E. 音哑

11. 对喘与哮的认识下列哪项不对？（　）
    A. 喘以气促呼吸困难为主
    B. 哮以喉间哮鸣声为主
    C. 喘属虚证，哮属实证
    D. 哮与喘常同时出现
    E. 喘不兼哮，哮必兼喘

12. 肺部湿性啰音，多属：（　）
    A. 肺热炽盛　B. 风寒犯肺
    C. 阴虚火旺　D. 痰饮停肺
    E. 肺气亏虚

13. 病室有烂苹果样气味，常提示为：（　）

A. 水肿病晚期　B. 消渴病危重期
C. 失血重证　　D. 脏腑败坏
E. 患瘟疫病

14. 呼吸微弱而声低，气少不足以息，言语无力，属：（　　）
A. 少气　　B. 短气
C. 太息　　D. 喘气
E. 嗳气

15. 气从胃中逆上，出咽喉而发声短频者称：（　　）
A. 呃逆　　B. 太息
C. 干呕　　D. 嗳气
E. 恶心

16. 胃中气体上出咽喉所发出的长而缓的声音称：（　　）
A. 咳嗽　　B. 嗳气
C. 呃逆　　D. 太息
E. 呵欠

17. 喷射状呕吐，一般不属下列哪项？（　　）
A. 头部内伤　　B. 颅内肿瘤
C. 脾胃虚寒　　D. 颅内瘀血
E. 婴儿伤乳

18. 正常声音的特点不包括：（　　）
A. 发声自然　　B. 音调和畅
C. 亲切和蔼　　D. 语言流畅
E. 言与意符

19. 太息的产生，多与下列哪项有关：（　　）
A. 脾气虚弱　　B. 肝气虚弱
C. 肝气郁结　　D. 肝阳上亢
E. 肝风内动

20. 患者口气臭秽，多为：（　　）
A. 内有宿食　　B. 胃阴亏虚
C. 胃实寒证　　D. 胃实热证
E. 脾胃湿热

21. 带下臭秽、色黄质稠，多属：（　　）

A. 湿热　　B. 肾虚
C. 寒湿　　D. 癌病
E. 火热

二、B 型题
A. 声高而清　　B. 声低而浊
C. 尖利而清脆　D. 浑厚而低沉
E. 舒畅而和缓　F. 语声重浊

22. 男性语声特点多为：（　　）
23. 女性语声特点多为：（　　）
24. 儿童的语声特点多为：（　　）
25. 老年人语声特点多为：（　　）
A. 谵语　　B. 郑声
C. 独语　　D. 错语
E. 呓语　　F. 狂言
G. 言謇

26. 神识不清，语言重复，时断时续，语声低弱模糊，属于：（　　）
27. 神识不清，语无伦次，声高有力，属于：（　　）
28. 精神错乱，语无伦次，狂叫骂詈，属于：（　　）
A. 脘腹部辘辘有声
B. 饥寒时肠鸣辘辘
C. 肠鸣音低而稀少
D. 肠鸣阵作而欲泻
E. 腹胀肠鸣音消失

29. 肠痹或肠结等病可见：（　　）
30. 水饮留聚于胃脘可见：（　　）
A. 吐物清稀　　B. 吐物酸腐
C. 干呕无物　　D. 喷射呕吐
E. 朝食暮吐

31. 食滞呕吐的特点是：（　　）
32. 胃反呕吐的特点是：（　　）
A. 口气酸臭　　B. 口气腥臭
C. 口气腐臭　　D. 口淡无味
E. 口气臊臭

33. 胃肠积滞者口气：（　　）

42

34. 内有溃腐脓疡者口气：（　　）

三、X型题

35. 喘症的临床特点有哪些？（　　）
   A. 呼吸困难　　B. 短促急迫
   C. 喉中哮鸣　　D. 张口抬肩
   E. 鼻翼煽动

36. 因心神病变所致的病态语言，包括哪些？（　　）
   A. 狂言　　　　B. 郑声
   C. 独语　　　　D. 呻吟
   E. 谵语

37. 产生音哑与失音的原因有哪些？（　　）
   A. 外邪乘肺，肺气失宣
   B. 肺肾阴虚，津不上承
   C. 肝脾气血两虚
   D. 胞络脉阻，精不上承
   E. 脾虚生湿，湿阻息道

38. 胃失和降可导致下列哪些病变声音？（　　）
   A. 呕吐　　　　B. 叹息
   C. 呃逆　　　　D. 嗳气
   E. 少气

39. 成人发出惊呼，可见于哪些情况：（　　）
   A. 精神失常　　B. 肝风内动
   C. 剧烈疼痛　　D. 突受惊恐
   E. 心悸不已

四、是非题

40. 音哑即失音。（　　）

41. 久病呻吟而声低者多属虚证。（　　）

42. 嗅气味即嗅病体的口气，汗气，痰涕、二便、经带恶露、呕吐物之气。（　　）

五、填空题

43. 新病音哑，多属_____证，为_____，肺失清肃所致；久病失音，多属_____证，因_____，津不上承所致。

44. 熟睡时鼻有鼾声而无其他明显症状者，多因_____，或_____所致。

45.《素问·咳论》云："_____皆令人咳，非独_____也。"

46. 喘以_____、_____为主；哮以_____为特征。

47. 带下黄稠臭秽者，多属_____；带下清稀而腥者，多属_____。

六、简答题

48. 何谓闻诊？闻诊的主要内容有哪些？

49. 何谓独语？有何意义？

50. 何谓太息、喷嚏？各有何临床意义。

51. 何谓谵语、郑声？各有何临床意义？

52. 简述通过语声辨别证候的性质。

53. 怎样鉴别少气和短气？

54. 喘与哮的关系如何？

55. 如何从咳嗽分辨证之寒热虚实？

56. 口中异常气味的诊断意义。

七、判断说明题

57. 闻呼吸主要指喘和哮。（　　）理由：

58. 失音与失语的含义和意义不同。（　　）理由：

八、论述题

59. 怎样区分实喘与虚喘？各自成因如何？

60. 新久音哑与失音的临床意义是否相同？

61. 听诊心音异常有何临床意义？

62. 试述闻二便之气的临床意义。

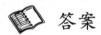 **答案**

一、A 型题

1.C 2.B 3.B 4.D 5.D
6.C 7.A 8.E 9.A 10.E
11.C 12.D 13.B 14.A 15.A
16.B 17.C 18.C 19.C 20.D
21.A

二、B 型题

22.B 23.A 24.C 25.D 26.B
27.A 28.F 29.E 30.A 31.B
32.E 33.A 34.C

三、X 型题

35.A，B，D，E 36.A，B，C，E
37.A，B，D，E 38.A，C，D
39.C，D

四、是非题

40.N（音哑指语声嘶哑；失音指语而无声。）

41.Y（久病呻吟，声音低微无力，多属虚证。）

42.N（嗅气味还包括嗅病室气味。）

五、填空题

43. 实，外邪乘肺；虚，肺肾阴虚
44. 慢性鼻病，睡姿不当
45. 五脏六腑，肺
46. 气息急促、呼吸困难；喉间哮鸣声
47. 湿热；寒湿

六、简答题

48. 闻诊是通过听声音和嗅气味来诊察疾病的方法。听声音包括诊察病人的声音、呼吸、语言、咳嗽、心音、呕吐、呃逆、嗳气、太息、喷嚏、呵欠、肠鸣等各种响声。嗅气味包括嗅病体发出的异常气味、排出物的气味及病室的气味。

49. 喃喃自语，见人语止，首尾不相续，称为独语。多因心气虚弱，神气不足，或气郁痰阻，蒙蔽心神所致。属阴证，常见于癫病、郁病。

50. 太息——指情志抑郁，胸闷不舒时发出的长吁或短叹声。多因情志不遂，肝气郁结所致。喷嚏——指肺气上逆于鼻而发出的声响。新病喷嚏伴恶寒发热者，多因外感风寒；久病阳虚之人出现喷嚏，多为阳气回复之象。

51. 谵语——指神识不清，语无伦次，声高有力的症状。多属邪热内扰神明之实证。可见于温病热入心包，或阳明实热、痰热扰乱心神等。郑声——神识不清，语言重复，时断时续，语声低弱模糊的症状。是久病脏气衰竭，心神散乱之虚证。常见于疾病的晚期、危重阶段。

52. 病变的声音，凡语声高亢洪亮有力，声音连续者，多属阳证、实证、热证；凡语声低微细弱，懒言而沉静，声音断续者，多属阴证、虚证、寒证。

53. 少气，又称气微，指呼吸微弱而声低，气少不足以息，言语无力的他觉症状。短气，指自觉呼吸短促而不相接续，气短不足以息的轻度呼吸困难，他觉征象不明显。

54. 喘不兼哮，但哮必兼喘。喘以气息急迫、呼吸困难为主，哮以喉间哮鸣声为特征。临床上哮与喘常同时出现，所以常并称为哮喘。

55. 一般咳声重浊紧闷，多属实证；咳声轻清低微，多属虚证；咳声不扬，痰稠色黄，不易咯出，多属热证；咳有痰声，痰多易咯，多属痰湿阻肺所致；干咳无痰或少痰，多属燥邪犯肺或阴虚肺燥所致。

56.口中散发臭气者，称为口臭，多与口腔不洁、龋齿或消化不良有关。口出酸臭气，并伴食欲不振，脘腹胀满者，多属胃肠积滞；口出臭秽气者，多属胃热；口气腐臭，或兼咳吐脓血者，多是内有溃腐脓疡。若口气臭秽难闻，牙龈腐烂者，多为牙疳。

七、判断说明题

57.（×）理由：除喘与哮属于病态呼吸外，还有气息的强弱粗细，如短气、少气，呼吸音的清浊、有无啰音等，亦属闻呼吸的内容。

58.（√）理由：失音与失语有别。失音是神志清楚而声音不能发出，即语而无声；失语为神志昏迷或欠清，不能言语，多见于中风或脑外伤之后遗症。

八、论述题

59.实喘一般发作急骤，呼吸深长，息粗声高，唯以呼出为快者，多为风寒袭肺或痰热壅肺、痰饮停肺，肺失宣肃，或水气凌心所致。虚喘一般病势缓慢，呼吸短浅，急促难续，息微声低，唯以深吸为快，动则喘甚，是肺肾亏虚，气失摄纳，或心阳气虚所致。

60.新久音哑与失音的临床意义不相同。新病音哑或失音者，多属实证，多因外感风寒或风热袭肺，或痰湿壅肺，肺失清肃，邪闭清窍所致，即所谓"金实不鸣"。久病音哑或失音者，多属虚证，常因各种原因导致阴虚火旺，肺肾精气内伤所致，即所谓"金破不鸣"。

61.听诊心音增强，可见于胸壁较薄、运动之后、情绪激动等生理状况下，病变中主要见于气分热盛，或阴虚火旺、肝阳上亢，或血虚之代偿性心音增强者。听诊心音减弱，可见于肥胖而胸壁较厚者，病变中主要见于心气虚弱、心阳不足、心脉瘀阻、心阳暴脱，或心肺气虚、气血亏虚等患者，亦可见于胸壁水肿、肺胀、悬饮和支饮等患者。

62.二便闻诊除注意了解特殊臊臭气之外，还要结合望诊综合分析判断。如大便酸臭难闻者，多属肠有郁热。大便溏泻微腥者，多属脾胃虚寒。大便泄泻臭如败卵，甚则夹有未尽消化食物，矢气奇臭者，是宿食停滞，消化不良之故。小便黄赤混浊，有臊臭气者，多属膀胱湿热。尿甜并散发苹果样气味者，为消渴病。

第五章　脉诊

📝习题

一、A型题

1. 我国现存最早的脉学专著是:(　　)
　A.《难经》　　　B.《濒湖脉学》
　C.《脉诀汇辨》　 D.《脉经》
　E.《脉理求真》

2.《脉经》的作者是:(　　)
　A.李时珍　　　B.华佗
　C.王叔和　　　D.张仲景
　E.张景岳

3. 脉象的形成,与下述哪项关系最密切?(　　)
　A.脾胃运化　　B.肺朝百脉
　C.心与血脉　　D.肝主疏泄
　E.肾精盈亏

4. 下列诊脉方法中属于互相参照的比较诊法是:(　　)
　A.遍诊法
　B.人迎寸口诊法
　C.仲景三部诊法
　D.寸口诊法
　E.三部九候诊法

5. 寸口脉分候脏腑,下列哪项不正确?(　　)
　A.左寸候心与膻中
　B.左关候脾胃
　C.左尺候肾与膀胱
　D.右寸候肺与胸中
　E.右尺候肾与大肠、命门

6. 以浮、中、沉分候脏腑的方法,一般地左手中取候:(　　)
　A.心　　　　B.肺
　C.脾　　　　D.肝
　E.肾

7. 诊脉时三指平齐,略呈弓形倾斜,与受诊者体表角度约呈:(　　)
　A.30度　　　B.45度
　C.60度　　　D.75度
　E.90度

8. 对诊脉选指的下列说法,哪项不正确?(　　)
　A.选用左或右手的食指、中指、无名指
　B.三指指端平按
　C.手指略呈弓形倾斜
　D.手指与受诊者体表呈45度角
　E.以指目紧贴于脉搏处

9. 下列哪项非正常脉象的主要特征?(　　)
　A.流利圆滑　　B.节律一致
　C.不浮不沉　　D.不大不小
　E.从容和缓

10. 脉有胃气最主要的表现是:(　　)
　A.脉位居中,不浮不沉
　B.脉率调匀,不快不慢
　C.脉力充盈,不强不弱
　D.脉体适中,不大不小
　E.脉势从容、徐和、软滑

11. 平人四季有胃气的平脉是:(　　)
　A.春弦、夏钩、秋毛、冬石
　B.春弦、夏毛、秋钩、冬石
　C.春钩、夏弦、秋毛、冬石
　D.春钩、夏弦、秋石、冬毛

E. 春毛、夏钩、秋石、冬毛

12. 浮脉的脉象特征是：（　　　）

A. 轻取即得，细软无力

B. 轻取即得，中空外软

C. 轻取即得，中空外坚

D. 举之有余，按之则无

E. 举之有余，按之不足

13.《内经》中所称的"毛脉"是指：（　　　）

A. 浮脉　　　B. 滑脉

C. 洪脉　　　D. 微脉

E. 虚脉

14. 浮取散漫，中候似无，沉候不应，并常伴有脉律、脉力不匀的脉象是：（　　　）

A. 革脉　　　B. 釜沸脉

C. 芤脉　　　D. 散脉

E. 微脉

15. 散脉不属于：（　　　）

A. 浮脉类　　　B. 脉律不齐类

C. 虚脉类　　　D. 有根脉

E. 无根脉

16. 芤脉的脉象特征是：（　　　）

A. 脉位浅表，软细无力

B. 浮取搏指，中空外坚

C. 浮大中空，如按葱管

D. 浮大中空，如按鼓皮

E. 浮取无力，按之无根

17. 见于突然出血过多，血量骤减的脉象是：（　　　）

A. 动脉　　　B. 涩脉

C. 芤脉　　　D. 浮脉

E. 伏脉

18. 临床上革脉不见的病证是：（　　　）

A. 亡血　　　B. 亡阳

C. 失精　　　D. 半产

E. 漏下

19. 沉脉最突出地表现在：（　　　）

A. 脉位较深　　　B. 脉形粗大

C. 脉势较强　　　D. 脉力较大

E. 脉形较长

20. 沉脉的脉象特征是：（　　　）

A. 轻取不应，重按无力

B. 轻取不应，重按模糊

C. 轻取不应，重按细软

D. 轻取不应，重按实大弦长

E. 轻取不应，重按始得

21.《内经》中所称的"石脉"是指：（　　　）

A. 伏脉　　　B. 牢脉

C. 沉脉　　　D. 革脉

E. 实脉

22. 浮取、中取均不见，用重指力直接按至骨上，推动筋肉才能触到脉动者是：（　　　）

A. 沉脉　　　B. 伏脉

C. 牢脉　　　D. 微脉

E. 短脉

23. 为沉、弦、大、实、长五种脉象之复合脉的是：（　　　）

A. 沉脉　　　B. 实脉

C. 伏脉　　　D. 牢脉

E. 弦脉

24. 常见于阴寒内盛及疝气癥积的脉象是：（　　　）

A. 紧脉　　　B. 牢脉

C. 迟脉　　　D. 沉脉

E. 涩脉

25. 下列哪种情况不见迟脉？（　　　）

A. 寒邪侵袭　　　B. 阳气亏损

C. 阴虚内热　　　D. 邪热结聚

E. 正常人

26. 缓脉不见于：（　　　）

A. 正常人　　　B. 脾胃虚弱

C. 阳虚湿困　　　D. 湿邪内阻

E. 阴寒积聚

27. 数脉的脉象特征是：（　　　）

A. 脉来急速，一息七至以上

B. 脉来急促，一息五～七至

C. 厥厥动摇，一息五至以上

D. 脉来滑数，一息四、五至

E. 一息五至以上，时而一止

28. 三部脉举之无力，按之空豁，应指松软的脉是：（　　）

A. 细脉　　B. 虚脉

C. 散脉　　D. 芤脉

E. 浮脉

29. 三部脉举按皆充实有力，其势来去皆盛的脉象是：（　　）

A. 实脉　　B. 洪脉

C. 革脉　　D. 弦脉

E. 紧脉

30. 脉体宽大，充实有力，来盛去衰的脉象是：（　　）

A. 洪脉　　B. 浮脉

C. 大脉　　D. 实脉

E. 长脉

31. 脉细如线，应指明显的脉象是：（　　）

A. 濡脉　　B. 弱脉

C. 细脉　　D. 微脉

E. 弦脉

32. 二十八脉中称为"软脉"的是：（　　）

A. 濡脉　　B. 弱脉

C. 散脉　　D. 虚脉

E. 伏脉

33. 常只显于关部，寸与尺脉多不显的脉象是：（　　）

A. 促脉　　B. 短脉

C. 动脉　　D. 伏脉

E. 微脉

34. 脉往来流利，应指流畅，如盘走珠是：（　　）

A. 动脉　　B. 弦脉

C. 滑脉　　D. 数脉

E. 散脉

35. 见于关部，滑数有力而动摇不定的脉象是：（　　）

A. 数脉　　B. 滑脉

C. 短脉　　D. 动脉

E. 促脉

36. 由于惊恐、疼痛等导致阴阳不和，气血运行乖乱，可见：（　　）

A. 促脉　　B. 结脉

C. 滑脉　　D. 数脉

E. 动脉

37. 脉形较细，脉势不畅，如"轻刀刮竹"的脉象是：（　　）

A. 紧脉　　B. 涩脉

C. 结脉　　D. 短脉

E. 濡脉

38. 下列哪项不是涩脉的主病？（　　）

A. 气滞　　B. 血瘀

C. 湿邪阻滞　　D. 痰食内停

E. 精伤血少

39. 下列哪项非弦脉的脉象特征？（　　）

A. 脉来绷急　　B. 端直以长

C. 如按琴弦　　D. 从中直过

E. 挺然指下

40. 胃气衰败的脉象特征最可能的是：（　　）

A. 弦而软　　B. 弦而硬

C. 弦而缓　　D. 弦而数

E. 弦而滑

41. 紧脉的特征是：（　　）

A. 如按鼓皮　　B. 如循刀刃

C. 浮而搏指　　D. 绷急弹指

E. 浮而数急

42. 下列哪项不是相反的两种脉象？（　　）

A. 紧脉与缓脉　　B. 动脉与短脉

C. 散脉与牢脉　　D. 洪脉与细脉

E. 滑脉与涩脉

43. 动脉是由下列哪项中的因素复合而成的？（　　）

A. 沉、细、软　　B. 浮、细、软

C. 滑、数、短　　D. 沉、数、短

E. 沉、实、大

44. 下列哪项非真脏脉的称谓？（　　）

A. 怪脉　　　　　B. 死脉

C. 绝脉　　　　　D. 危脉

E. 败脉

45. 妇人月经病的脉象变化主要体现在：（　　）

A. 左寸脉　　　　B. 右寸脉

C. 左关脉　　　　D. 右关脉

E. 两尺脉

46. 沉迟脉多见于：（　　）

A. 里寒证　　　　B. 气滞证

C. 饮停证　　　　D. 血瘀证

E. 阴亏证

二、B 型题

A. 扁鹊　　　　　B. 李时珍

C. 王叔和　　　　D. 张景岳

E. 李士材　　　　F. 李延

G. 周学霆　　　　H. 黄宫绣

47. 《濒湖脉学》的作者是：（　　）

48. 《三指禅》的作者是：（　　）

49. 《脉理求真》的作者是：（　　）

A. 耳前动脉

B. 两侧颞动脉

C. 两颊动脉

D. 手阳明大肠经的动脉处

E. 手少阴心经的动脉处

F. 手太阴肺经的动脉处

G. 足少阴肾经的动脉处

50. 遍诊法的上部天指的是：（　　）

51. 遍诊法的中部人指的是：（　　）

52. 遍诊法的下部地指的是：

A. 脉律整齐，柔和有力

B. 从容、徐和、软滑

C. 不浮不沉，不快不慢

D. 不大不小，不强不弱

E. 尺脉有力，沉取不绝

53. 脉有胃气最主要的表现是：（　　）

54. 脉有神气最主要的表现是：（　　）

55. 脉有根基最主要的表现是：（　　）

A. 十六种　　　　B. 二十四种

C. 二十六种　　　D. 二十七种

E. 二十八种

56. 《伤寒杂病论》中记载脉象数为：（　　）

57. 《景岳全书》中记载脉象数为：（　　）

58. 《三指禅》中记载脉象数为：（　　）

A. 外感风寒　　　B. 外感风热

C. 虚人外感　　　D. 虚阳外越

E. 外感实证

59. 脉浮而有力者是：（　　）

60. 脉浮数者是：（　　）

61. 脉浮紧者是：（　　）

A. 浮而搏指，中空外坚

B. 浮而无力，按之空虚

C. 浮大中空，应指而软

D. 应指浮大而中空

E. 浮而细软无力

62. 芤脉的特征是：（　　）

63. 革脉的特征是：（　　）

64. 芤脉与革脉的相同特征是：（　　）

A. 脉来一息四至

B. 脉来一息四、五至

C. 脉来一息五、六至

D. 脉来一息五~七至

E. 脉来一息七、八至

65. 缓脉的特征是：（　　）

66. 数脉的特征是：（　　）

67. 疾脉的特征是：（　　）

　　A. 脉体宽大，浮而搏指

　　B. 脉体宽大有力，状若波涛汹涌

　　C. 脉体宽大，但脉来无汹涌之势

　　D. 脉体宽大，浮大中空

　　E. 脉体宽大，但按之力不足

68. 洪脉的特征是：（　　）

69. 大脉的特征是：（　　）

　　A. 浮细无力而软

　　B. 脉细如线，应指明显

　　C. 极细极软，按之欲绝

　　D. 沉细无力而软

　　E. 脉来缓慢，时有中止

70. 弱脉的特征是：（　　）

71. 濡脉的特征是：（　　）

72. 微脉的特征是：（　　）

　　A. 细脉与濡脉　　B. 濡脉与迟脉

　　C. 弱脉与短脉　　D. 弱脉与微脉

　　E. 微脉与芤脉

73. 多见于气血两虚及阳气虚衰的是：
（　　）

74. 既见于气血两虚证，又见于湿证
是：（　　）

　　A. 数而时止，止无定数

　　B. 数而时止，止有定数

　　C. 缓而时止，止无定数

　　D. 缓而时止，止有定数

　　E. 乍疏乍密，如解乱绳状

75. 结脉的特征是：（　　）

76. 代脉的特征是：（　　）

77. 促脉的特征是：（　　）

　　A. 脾虚证　　　B. 血瘀证

　　C. 表寒证　　　D. 表热证

　　E. 痛证　　　　F. 痰火证

　　G. 里寒证

78. 沉涩脉多见于：（　　）

79. 浮紧脉多见于：（　　）

80. 滑数脉多见于：（　　）

　　A. 脉来浮数之极，至数不清，浮泛
无根

　　B. 脉来急促而坚硬如弹石

　　C. 脉来连连数急，三五不调，止而
复作

　　D. 脉来乍疏乍密，如解乱绳状

　　E. 脉动短小而坚搏，如循薏苡子

81. 弹石脉的特征是：（　　）

82. 釜沸脉的特征是：（　　）

83. 雀啄脉的特征是：（　　）

三、X 型题

84. 脉象的产生与下列哪些因素直接有
关？（　　）

　　A. 心脏的搏动　　B. 心气的盛衰

　　C. 脉管的通利　　D. 津液的盈亏

　　E. 脏腑的协调

85. 仲景三部诊法，是指诊下列哪些
脉？（　　）

　　A. 人迎脉　　　　B. 寸口脉

　　C. 足三里脉　　　D. 趺阳脉

　　E. 合谷脉

86. 下列哪些属于脉象的基本要素？
（　　）

　　A. 脉位　　　　B. 脉次

　　C. 脉力　　　　D. 脉形

　　E. 脉势

87. 下列哪些是对正常脉搏形态特征的
描述？（　　）

　　A. 三部有脉，不浮不沉

　　B. 不快不慢，不大不小

　　C. 从容和缓，节律一致

　　D. 一息脉来四～五至

　　E. 尺脉沉取有一定力量

88. 下列属于生理性脉象的是：（　　）

　　A. 独异脉　　　　B. 六阴脉

　　C. 六阳脉　　　　D. 反关脉

E. 斜飞脉

89. 下列哪些脉象具有浮脉特征？（　　）

A. 濡脉　　　　B. 散脉

C. 芤脉　　　　D. 弱脉

E. 洪脉

90. 脉位偏深的脉象有：（　　）

A. 牢脉　　　　B. 沉脉

C. 弱脉　　　　D. 虚脉

E. 伏脉

91. 脉率较缓慢的脉有：（　　）

A. 迟脉　　　　B. 滑脉

C. 结脉　　　　D. 代脉

E. 缓脉

92. 下列哪些证可见到数脉？（　　）

A. 痰湿　　　　　B. 阴虚

C. 虚阳外越　　　D. 虚热

E. 实热

93. 脉率较快的脉有：（　　）

A. 数脉　　　　B. 疾脉

C. 促脉　　　　D. 动脉

E. 短脉

94. 滑脉可见于下列哪些情况？（　　）

A. 实热证　　B. 痰湿证

C. 食积证　　D. 老年人

E. 妇女有孕

95. 弦脉多见于下列哪些项？（　　）

A. 肝胆病　　B. 食积证

C. 疼痛证　　D. 痰饮证

E. 胃气衰败

96. 下列哪些脉象主痛证？（　　）

A. 弦脉　　　　B. 紧脉

C. 滑脉　　　　D. 动脉

E. 伏脉

97. 实热证可见到的脉象有：（　　）

A. 滑脉　　　　B. 迟脉

C. 促脉　　　　D. 动脉

E. 长脉

98. 弦数脉多见于下列哪些病证？（　　）

A. 肝郁气滞　　B. 肝郁化火

C. 肝火夹痰　　D. 肝胆湿热

E. 肝阳上亢

99. 下列哪些脉象属于对举脉？（　　）

A. 虚脉与实脉　　B. 滑脉与数脉

C. 大脉与洪脉　　D. 弦脉与紧脉

E. 沉脉与弦脉

100. 下列哪些脉象可以相兼？（　　）

A. 浮、数、弱　　B. 沉、洪、实

C. 滑、短、数　　D. 沉、细、数

E. 弦、滑、数

四、是非题

101. "真脏脉"是指五脏真气充盛的脉象。（　　）

102. 沉细无力而软的脉称为弱脉。（　　）

103. 临床见滑脉不一定都是病脉。（　　）

104. 浮、沉、滑、数、虚、实六脉为六纲脉。（　　）

五、填空题

105. 《素问》遍诊法的诊脉部位是上为_____，中为_____，下为_____。每部又各分为_____、_____、_____三候，合称为三部九候诊法。

106. 仲景三部诊法的诊脉部位是_____、_____、_____三部，分别候_____、_____、_____。

107. 寸口脉分候脏腑的理论根据主要有两种：根据_____而确定；根据_____而确定。

108. 构成脉象的基本要素是_____、_____、_____、_____。

109. 古人概括正常脉象的特点，称为

_____、_____。

110.脉象与体质因素有关，一般身躯高大的人脉位较_____，矮小的人脉位较_____，瘦人脉多_____，胖人脉多_____，运动员脉多_____，妇人较男子脉_____。

111.《素问》将"四季平脉"总结为：春胃微_____，夏胃微_____，秋胃微_____，冬胃微_____。

112.具有浮脉特征的脉象有_____、_____、_____、_____、_____、_____。

113.脉位偏深的脉象有_____、_____、_____、_____。

114.缓脉有二种意义，一是_____，_____；二是_____，_____。

115.虚脉为无力脉的总称，见于_____，多为_____。迟而无力多_____，数而无力多_____。

116.属于无力脉的脉象有_____、_____、_____、_____、_____、_____。

117.属于脉力较强的脉象有_____、_____、_____、_____。

118.短脉多见于_____，短而有力为_____，短而无力为_____。

119.在正常人可见到的脉象有_____、_____、_____、_____、_____、_____。

120.涩脉多见于_____、_____、_____和_____、_____。

121.具有脉律不齐或脉律不匀、不规则的脉象有_____、_____、_____。

122.实热证可见的脉象有_____、_____、_____、_____、_____、_____。

123."十怪脉"的脉名是_____、_____、_____、_____、_____、_____、_____、_____、_____、_____。

六、简答题

124.何谓"寸口诊法"？

125.何谓指目？为何诊脉要以指目按脉搏？

126.何谓"中指定关"？

127.何谓"举法"、"按法"？

128.何谓"寻法"？

129.何谓"总按"、"单按"？

130.何谓"平息"？有何意义？

131.何谓"脉位"、"脉次"？

132.何谓"脉形"、"脉势"？

133.简述脉象"有胃"的意义与主要表现。

134.简述脉象"有神"的意义与主要表现。

135.简述脉象"有根"的意义与主要表现。

136.何谓"斜飞脉"？

137.何谓"反关脉"？

138.简述散脉的临床意义。

139.何谓沉脉？其临床意义有哪些？

140.何谓迟脉？其临床意义有哪些？

141.何谓疾脉？其临床意义有哪些？

142.何谓"六阳脉"？

143.何谓洪脉？其临床意义有哪些？

144.何谓长脉？其临床意义有哪些？

145.简述紧脉的脉象特征及其临床意义。

146.何谓"六纲脉"？

147.何谓"复合脉"？

148.简述弦滑数脉的主病。

149.何谓"真脏脉"？其临床意义如何？

150．简述妇人临产脉的特点。

151．何谓"一指定三关"?

152．诊小儿脉常主要诊察哪些变化，其意义何在?

七、判断说明题

153．"诊法常以平旦"，故诊脉必须在清晨。（　　）理由：

154．"平息"是指诊脉时要求病人调匀呼吸、平静呼吸。（　　）理由：

155．"举、按、寻"并不完全等于浮取、中取、沉取。（　　）理由：

156．"平脉"是指正常脉象，即正常人固定不变的脉象。（　　）理由：

157．正常人可以见到沉脉。（　　）理由：

158．危重病证的伏脉，伏而不见，故可认为是无脉症。（　　）理由：

159．迟脉为寒证之主脉，又可见于热证。（　　）理由：

160．数脉主热证，亦可见于里虚证。（　　）理由：

161．弦脉与紧脉的脉象均言脉硬有力，临床不必细分。（　　）理由：

162．病案书写中，记"结代脉"是不规范的。（　　）理由：

163．《素问》说："长则气治"，故长脉均属气血充盛，气机调畅的正常脉。（　　）理由：

164．涩脉在脉形、脉势、脉律、脉力上均可有改变。（　　）理由：

165．妊娠脉的特征是滑数冲和，所以妇人见此脉即是妊娠之征。（　　）理由：

八、论述题

166．脉象的形成主要与哪些因素有关?

167．遍诊法与寸口诊法中的"三部九候"有何不同?

168．为何诊脉"独取寸口"?

169．何谓诊脉候病的"上竟上"、"下竟下"? 是如何具体分候的?

170．"独异"主病的含义是什么?

171．为什么"诊法常以平旦"? 其实际意义何在?

172．影响正常脉象生理性变异的因素主要有哪些?

173．试述散脉、芤脉、革脉之脉象特征的异同。

174．脉位较沉的脉有哪些? 各有何特点?

175．脉率较缓慢的脉有哪些? 各有何特点?

176．试举出四种常见于气血两虚证的脉象，并指出其脉象特征。

177．试述促、结、代三脉脉象之异同。

178．试述促、结、代三脉各自的临床意义。

179．何谓"独异脉"? 其意义包括哪几个方面?

180．举例说明脉诊的临床意义。

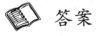 答　案

一、A型题

1．D　　2．C　　3．C　　4．B　　5．B

6．D　　7．B

8．B（答案分析：应是三指指端平齐而不是平按，故B不正确。）

9．A（答案分析：流利圆滑并非所有正常脉象都必有，故不是主要特征，答案应为A。）

10．E　　11．A　　12．E　　13．A　　14．D

15．D

16．C（答案分析：浮大中空，如按鼓皮；浮取搏指，中空外坚者，为革脉。芤脉

的脉象特征是浮大中空，如按葱管，故为C。）

17.C 18.B 19.A 20.E 21.C

22.B 23.D 24.B 25.C 26.E

27.B 28.B

29.A（答案分析：实脉、洪脉均为三部脉举按皆充实有力，但洪脉来盛去衰，实脉则来去皆盛，故为A。）

30.A 31.C 32.A 33.B 34.C

35.D 36.E 37.B 38.C 39.A

40.B 41.D 42.B 43.C 44.D

45.E 46.A

二、B型题

47.B 48.G 49.H 50.B 51.E

52.G 53.B 54.A 55.E 56.C

57.A 58.D 59.E 60.B 61.A

62.C 63.A 64.D 65.A 66.D

67.E 68.B 69.C 70.D 71.A

72.C 73.D 74.A 75.C 76.D

77.A 78.B 79.C 80.F 81.B

82.A 83.C

三、X型题

84.A，B，C，E   85.A，B，D

86.A，B，D，E（答案分析：脉力已包含于脉势之中，故除C以外，都属脉象的基本要素。）

87.A，B，C，D，E 88.B，C，D，E

89.A，B，C，E

90.A，B，C，E（答案分析：除D虚脉浮、中、沉皆无力，不属脉位偏深的脉象外，其余均属。）

91.A，C，D，E 92.B，C，D，E

93.A，B，C，D 94.A，B，C，E

95.A，C，D，E（答案分析：胃气衰败者，可见脉弦如循刀刃，食积证多见脉滑、紧等而少见弦脉，故除B外都是。）

96.A，B，D，E

97.A，B，C，E〔答案分析：邪热结聚之实热证可见到迟脉，故只D（动脉）不主实热证。〕

98.B，D，E   99.A，D

100.C，D，E

四、是非题

101.N（"真脏脉"是指疾病危重期出现的无胃、无神、无根的脉象。）

102.Y（弱脉是由沉、细、软三种因素组成的复合脉。）

103.Y（滑脉虽多见于痰湿、食积、实热，但青壮年、妇女怀孕可表现为滑脉。）

104.N（六纲脉指浮、沉、迟、数、虚、实六脉，不含滑脉。）

五、填空题

105．头部，手部，足部。天、地、人

106．寸口、趺阳、太溪，脏腑病变、胃气、肾气

107．气血阴阳的理论；脏腑部位所在

108．脉位、脉次、脉形、脉势

109．有胃、有神、有根

110．长，短，浮，沉，缓而有力，稍快而细小

111．弦，钩（洪），毛（浮），石

112．浮脉、散脉、芤脉、革脉、洪脉、濡脉

113．沉脉、伏脉、牢脉、弱脉

114．脉来和缓，一息四至；脉来怠缓无力，弛纵不鼓

115．虚证，气血两虚。阳虚，阴虚

116．虚脉、散脉、芤脉、弱脉、微脉、濡脉

117．实脉、紧脉、滑脉、牢脉、洪脉、弦脉/动脉

118．气病/气虚或气郁，气郁，气虚

119．长脉、大脉、实脉、缓脉、浮脉、沉脉、滑脉、弦脉

120．气滞、血瘀、痰食内停、精伤、血少

121．结脉、代脉、促脉、散脉、涩脉

122．洪脉、滑脉、迟脉、促脉、长脉、数脉

123．偃刀脉、转豆脉、弹石脉、雀啄脉、屋漏脉、解索脉、釜沸脉、鱼翔脉、虾游脉、麻促脉

六、简答题

124．寸口又称气口或脉口。是指单独切按桡骨茎突内侧一段桡动脉的搏动，根据其脉动形象，以推测人体生理、病理状况的一种诊察方法。

125．是指头和指腹交界棱起之处，与指甲二角连线之间的部位，形如人目。因为指目是手指触觉比较灵敏的部位，而且推移灵活，便于寻找指感最清晰的部位，并可根据需要适当地调节指力。

126．即医生在切脉下指时，先以中指按在掌后高骨内侧动脉处，以确定寸口脉的关部，然后用食指按在关前（腕侧）定寸，用无名指按在关后（肘侧）定尺。

127．举法：指医生的手指用较轻的指力按在寸口脉搏跳动部位以体察脉象。按法：指医生手指用力较重，甚至按到筋骨以体察脉象。

128．寻即寻找的意思，指医生手指用力不轻不重，按至肌肉，并调节适当指力，或左右推寻，以细细体察脉象。

129．总按：指三指同时用大小相等的指力诊脉的方法。单按：指用一个手指诊察一部脉象的方法。

130．指医生在诊脉时要保持呼吸调匀，清心宁神，以自己的呼吸计算病人的脉搏至数。意义有二：一是指以医生的一次正常呼吸为时间单位，来检测病人的脉搏搏动次数；二是在诊脉时平息，有利于医生思想集中，专注指下，仔细地辨别脉象。

131．脉位：指脉搏跳动显现的部位和长度。脉次：指脉搏跳动的至数和节律。

132．脉形：指脉搏跳动的宽度和软硬等形态。脉势：指脉搏应指的强弱、流畅等趋势。

133．"有胃"，指脉有胃气。主要反映脾胃运化功能的盛衰、营养状况的优劣和能量的储备状况。脉有胃气主要表现是指下具有从容、徐和、软滑的感觉。

134．"有神"，指脉有神气。主要是反映脏腑精气之盈亏，并与胃气的盛衰有关。脉之有神表现是脉律整齐、柔和有力。

135．"有根"，指脉有根基。主要说明肾气的盛衰。脉之有根主要表现为尺脉有力，沉取不绝。

136．指脉不见于寸口，而从尺部斜向手背。

137．指脉不见于寸口，而出现在寸口的背侧。

138．多见于元气离散，脏腑精气衰败，尤其是心、肾之气将绝的危重病症。

139．轻取不应，重按始得，举之不足，按之有余者，称为沉脉。多见于里证，沉而有力为里实，沉而无力为里虚；正常人在冬季及肥胖者脉多偏沉。

140．脉来迟慢，一息不足四至者为迟脉。多见于寒证，迟而有力为实寒；迟而无力为虚寒。亦可见于邪热结聚之实热证；还可见于正常人入睡后及运动员等。

141．脉来急疾，一息七、八至者，谓之疾脉。疾而有力，多为阳极阴竭；疾而无力，多为元气欲脱。

142．两手六脉均实大而无病症表现者，称为六阳脉，是气血旺盛的表现。

143．脉体宽大，充实有力，来盛去衰，

状若波涛汹涌者，谓之洪脉。多见于阳明气分热盛之证，平人夏令之时亦可见脉稍洪大。

144．首尾端直，超过本位者，称为长脉。常见于阳证、热证、实证，亦可见于平人。

145．特征是脉来绷急弹指，状如牵绳转索。临床意义是主实寒证，疼痛和食积等。

146．辨证以表里寒热虚实为纲，脉象则有浮沉迟数虚实之相应，故浮、沉、迟、数、虚、实六脉称为六纲脉。

147．凡二种或二种以上的单因素脉相兼出现，复合构成的脉象即称为"相兼脉"或"复合脉"。

148．多见于肝火夹痰、肝胆湿热或肝阳上扰、痰火内蕴等病证。

149．是在疾病危重期出现的无胃、无神、无根的脉象，又称为怪脉、死脉、绝脉、败脉。为病邪深重，元气衰竭，胃气已败的征象。

150．临产妇人可出现不同于平常的脉象，其脉多浮，或脉数而滑或紧；中指中节或本节的两旁出现脉搏跳动。

151．小儿寸口部位短，难以布三指以分三关，常采用一指总候三部诊法，简称"一指定三关"。

152．常主要诊察脉的浮、沉、迟、数，以辨病证的表、里、寒、热；诊察脉的有力、无力，以定病证的虚、实。另外，痰热壅盛或食积内停可见滑脉；湿邪为病可见濡脉；心气、心阳不足可见歇止脉。

七、判断说明题

153．（×）理由：实质是要求保持诊室安静，病人平静，减少干扰因素，使病体内外环境稳定即可，故并非必须在清晨诊脉。

154．（×）理由：是要求医生调匀呼吸，以便计算病人的脉搏至数。

155．（√）理由：举是指浮取，按是指沉取，但寻是指调节指力、指法以寻找脉搏，与中取有所不同。

156．（×）理由：正常脉象既具有基本特点，又有一定的变化规律和范围，不是固定不变的。

157．（√）理由：沉脉在时应冬，在脏应肾，肥人脂厚，脉多深沉，均为正常人生理脉象。

158．（×）理由：危重病证的伏脉，一般是两手脉均伏而不见，而无脉症往往发生在肢体的某一局部，出现相应肢体无脉，其他部位的脉象可正常。

159．（√）理由：迟脉亦见于邪热结聚之实热证。

160．（√）理由：数脉可见于阴虚证、气血亏虚证、虚阳外浮证等里虚证。

161．（×）理由：二脉虽近似，但弦脉主要是脉体弦硬，如按琴弦，紧脉的特点是脉势紧张有力，绷急弹指，故应对二脉进行区分。

162．（√）理由：结、代脉虽均为脉来迟缓而有歇止，但结脉止无定数，代脉止有定数，故不能结代脉并记。

163．（×）理由：长脉见于健康人者应具柔和之势，若长而端直，不具柔和之势者，常为阳证、热证、实证的表现。

164．（√）理由：涩脉脉形较细，脉势滞涩不畅，脉律较缓而不匀，脉力大小不均。

165．（×）理由：要四诊合参，需综合已婚妇女，平时月经正常，突然停经，兼饮食偏嗜等而又见此脉象者，多为妊娠之征。

八、论述题

166．心、脉是形成脉象的主要脏器；气血是形成脉象的物质基础；其他脏腑的协调也与脉象形成关系密切。

167．遍诊法的"三部九候"是遍诊上（头）部、中（手）部、下（足）部的有关动脉，每部又各分为天、地、人三候，合称为三部九候，主要指诊脉部位而言。寸口诊法的"三部九候"是指寸口脉分寸、关、尺三部，每部又可施行浮、中、沉三候的指法，三三合而为九，主要是指诊脉指法而言。两者名同而实异。

168．寸口部为"脉之大会"；寸口部脉气最明显；寸口脉可反映宗气的盛衰；寸口处为桡动脉，其行径较为固定、浅表，方便易行，便于切脉。

169．即上（寸脉）以候上（身躯上部），下（尺脉）以候下（身躯下部），来划分寸口三部脉所分候的脏腑：左寸候心，右寸候肺，并统括胸以上及头部疾病；左关候肝胆，右关候脾胃，统括膈以下至脐以上部位疾病；两尺候肾，并包括脐以下至足部疾病。

170．指寸口脉象临床主病的意义。首先综观三部脉的共同特征，了解脉象变化与病性病位的关系；然后再比较六部脉象，是否在某一部位有独特的变化，根据脏腑与寸口脉相应的关系，推测发病部位。

171．清晨起床未进食时，机体内外环境比较安定，脉象能比较准确地反映机体的基础生理情况，同时亦比较容易发现病理性脉象。其实际意义是要求诊脉时应保持诊室安静，让病人平静，以减少各种因素的干扰，以便诊察到真实的脉象。

172．个体影响因素主要有性别、年龄、体质、脉位变异等；外部影响因素主要有情志、劳逸、饮食、季节、昼夜、地理环境等。

173．同——脉位均浮浅，浮取即得。不同——散脉是浮取散漫，中候似无，沉候不应，并伴有脉律、脉力都不均匀；芤脉是浮大中空，如按葱管而软；革脉是浮而搏指，中空外坚，如按鼓皮而硬。

174．沉脉、伏脉、牢脉、弱脉。沉脉是轻取不应，重按始得，举之不足，按之有余；伏脉是重按推筋着骨始得，其则暂伏而不显；牢脉是沉取实大弦长，坚牢不移；弱脉是沉细无力而软。

175．迟脉、缓脉、涩脉、结脉、代脉。迟脉是脉来迟慢，一息不足四至；缓脉是脉来怠缓无力，弛纵不鼓，一息四至；涩脉是形细而行迟，往来艰涩不畅，脉势不匀；结脉是脉来缓慢，时有中止，止无定数；代脉是脉来迟缓，时有一止，止有定数，良久方还。

176．细脉、濡脉、弱脉、微脉。细脉是脉细如线，但按之不绝，应指明显；濡脉是浮细无力而软，重按不显；弱脉是沉细无力而软，轻取不应，重按细而无力；微脉是极细极软，按之欲绝，若有若无，起落模糊。

177．同——三脉均为脉来时而中止。不同——促脉是脉来数而时有一止，止无定数；结脉是脉来缓慢而时有中止，止无定数；代脉是脉来时一止，止有定数；良久方还。

178．促脉多见于阳盛实热、气血痰食停滞，亦见于脏气衰败；结脉多见于阴盛气结、寒痰血瘀，亦可见于气血虚衰；代脉多见于脏气衰微、疼痛、惊恐、跌仆损伤等病证。

179．疾病中所表现出的某种特殊的脉象变化，即为"独异脉"。其意义包括：部位之独（某种脉象仅见于某一部），脏气之独（某些脉常见于相应脏腑的病证)，脉体之独(病中突出表现为某种脉象)三个方面。

180．脉诊的意义：辨别病证的部位；判断病证的性质；分辨邪正的盛衰；推断病证的进退。举例……。

第六章 按诊

习题

一、A 型题

1.胸腹部按诊时，病人最宜采取的体位是：（　　）
- A.俯卧位　　　B.侧卧位
- C.仰卧位　　　D.截石位
- E.正坐位

2.按诊时以手指稍用力寻抚局部的诊法，称为：（　　）
- A.触法　　　B.叩法
- C.按法　　　D.摸法
- E.压法

3.下述哪项不属按诊考察的内容？（　　）
- A.局部的冷热　　B.皮肤的润燥
- C.局部的颜色　　D.是否有肿块
- E.是否有压痛

4.下列哪项不属按诊的内容？（　　）
- A.脉象之浮沉迟数
- B.大便的润燥
- C.肿块之软硬
- D.疼痛喜按或拒按
- E.肌肤之冷热

5.腹大而胀的病人，叩之如鼓者为：（　　）
- A.水鼓　　　B.气胀
- C.食积　　　D.癥积
- E.瘕聚

6.虚里搏动数急而时有一止者为：（　　）

7.以下哪项最应考虑肝癌的诊断？（　　）
- A.心气亏虚　　　B.心阳不足
- C.痘疹将发　　　D.心肺气绝
- E.宗气不守

7.以下哪项最应考虑肝癌的诊断？（　　）
- A.左胁下痞块而硬
- B.右胁下肿块凹凸不平
- C.胁下肿块刺痛拒按
- D.胁下肿块软而不坚
- E.胁痛喜按按之空虚

8.全腹紧张度降低，触之松软无力者，多见于：（　　）
- A.久病重病体虚
- B.痿病患者
- C.胆汁阻滞胆腑
- D.肠痈患者
- E.脊髓损伤

9.腹部肿块，推之不移，痛有定处者，为：（　　）
- A.瘕聚　　　B.癥积
- C.食积　　　D.鼓胀
- E.痞满

10.腹部肿块，痛无定处，按之无形，聚散不定者，为：（　　）
- A.瘕聚　　　B.癥积
- C.食积　　　D.鼓胀
- E.痞满

11.阵发性腹痛，有条索状包块聚散不定，最宜诊为：（　　）
- A.肠痈　　　B.食积
- C.癥瘕　　　D.虫积
- E.疝气

12.右少腹作痛拒按，局部压痛，突然

起指，疼痛加剧者，最宜诊为：（　　）

    A.肠痈　　　B.虫积

    C.疝气　　　D.宿粪

    E.石瘕

13．亡阳病人，按肌肤的表现为：（　　）

    A.肌肤灼热，体温升高

    B.肌肤寒冷，体温偏低

    C.大汗淋漓，四肢厥冷

    D.汗出如油，四肢尚温

    E.身灼热而四肢厥冷

14．亡阴病人，按肌肤的表现为：（　　）

    A.肌肤灼热，体温升高

    B.肌肤寒冷，体温偏低

    C.大汗淋漓，四肢厥冷

    D.汗出如油，四肢尚温

    E.身灼热而四肢厥冷

15．真热假寒证的特点为：（　　）

    A.肌肤灼热，体温升高

    B.肌肤寒冷，体温偏低

    C.皮肤无汗而有灼热感

    D.身灼热而肢厥

    E.汗出如油，肌肤尚温

16．初按不甚热，按久热明显，称为：（　　）

    A.骨蒸潮热　　B.寒热往来

    C.身热不扬　　D.虚阳浮越

    E.阴虚发热

17．疮疡已成脓的表现是：（　　）

    A.根盘收束而隆起

    B.肿处硬板而不热

    C.根盘平塌而漫肿

    D.顶软而有波动感

    E.按之边顶均坚硬

18．瘀血内阻证，诊尺肤可见：（　　）

    A.温润而滑爽

    B.尺肤部热甚

    C.皮肤凉而不温

    D.按之凹而不起

    E.粗糙如鱼鳞

19．按腧穴时下述哪项不属病理反应？（　　）

    A.明显压痛

    B.按之有结节

    C.按之有条索状物

    D.特殊敏感反应

    E.轻微酸胀感

20．按中府穴时有明显压痛者，多为何脏腑病证？（　　）

    A.心　　　　B.肺

    C.大肠　　　D.膀胱

    E.肾

二、B 型题

    A.肺胀　　　　B.饮停胸胁

    C.真心痛　　　D.心气虚

    E.胸部外伤

21．前胸高起，呼吸气喘，叩之膨膨然音清者，为：（　　）

22．胁肋部饱满，疼痛，叩之音实者，为：（　　）

23．胸部压痛，局限性青紫肿胀而拒按者，为：（　　）

    A.乳癖　　　B.乳核

    C.乳痨　　　D.乳疬

    E.乳癌

24．乳房有鸡卵大硬结，边界清楚，表面光滑，推之活动而不痛者，多为：（　　）

25．乳房肿块，边界不清，质地不硬，伴有疼痛者，多为：（　　）

26．乳房肿块质硬，高低不平，边界不清，腋窝可触及肿块者，多为：（　　）

    A.惊恐　　　B.肺痨

    C.热甚　　　D.鼓胀

    E.悬饮

27. 虚里搏动移位者，可因：（　　）

28. 虚里动高，聚而不散者，可因：
（　　）

    A. 宗气内虚　　B. 宗气外泄

    C. 心肺气绝　　D. 中气不守

    E. 心阳不足

29. 虚里按之搏动迟弱为：（　　）

30. 虚里搏动散漫而数为：（　　）

    A. 寒证　　　　B. 虚证

    C. 热证　　　　D. 实证

    E. 虚实夹杂证

31. 腹部按之肌肤凉而喜温者属：
（　　）

32. 腹部按之肌肤灼热而喜凉者属：
（　　）

33. 腹痛喜按者多属：

三、X 型题

34. 病人取坐位时，适宜哪些部位按
诊？（　　）

    A. 皮肤　　B. 腹部肿瘤

    C. 手足　　D. 胸部

    E. 腧穴

35. "触法"可了解病人下述哪些情况？
（　　）

    A. 肿块大小

    B. 肌肤凉热

    C. 肿块活动程度

    D. 肌肤润燥

    E. 肿块形态

36. "摸法"的临床意义是：（　　）

    A. 辨津血盈亏　　B. 辨别病位

    C. 辨外感内伤　　D. 辨病性虚实

    E. 辨邪气瘤结情况

37. 腰部有叩击痛，主要应考虑哪些疾
病？（　　）

    A. 局部骨骼疾病

    B. 肝脾疾病

    C. 肾脏疾病

    D. 胃肠疾病

    E. 肝胆疾病

38. 下述哪些部位不适宜指指叩击法？
（　　）

    A. 额部　　　　B. 胸部

    C. 四肢　　　　D. 肋间

    E. 背部

39. 指指叩击法病人采取的最佳体位有
哪些？（　　）

    A. 侧卧位　　　　B. 仰卧位

    C. 俯卧位　　　　D. 坐位

    E. 肘膝位

四、是非题

40. 右胁下肿块，质硬，按之表面凹凸
不平，边缘不规则，有压痛者，为肝积。
（　　）

41. 胁部按诊，除在胸侧腋下至肋弓部
进行按、叩外，还应从上腹部中线向两侧肋
弓方向轻循，并按至肋弓下。（　　）

42. 脾的按诊，病人应采取仰卧位和右
侧卧位。（　　）

43. 腹大如鼓，均属病态。（　　）

五、填空题

44. 按诊的手法有＿＿＿＿、＿＿＿＿
＿、＿＿＿＿、＿＿＿＿等法。

45. 按诊的顺序，一般是＿＿＿＿、＿＿
＿＿＿，由＿＿＿＿而＿＿＿＿、由＿＿＿
＿入＿＿＿＿，从＿＿＿＿部位开始，逐渐
移向＿＿＿＿，先＿＿＿＿后＿＿＿＿，先
＿＿＿＿后＿＿＿＿地进行诊察。

46. 叩击法有＿＿＿＿和＿＿＿＿两
种。

47. 间接叩击法有＿＿＿＿和＿＿＿＿
两种。

48. 腹部胀大按之如囊裹水，叩拍腹壁

另侧有波动感者，为_____；腹部胀大，叩拍腹壁如击鼓之膨膨然，对侧无波动感者，为_____。

49．热证手足热者，属_____候；热证手足逆冷者，属_____候。

六、简答题

50．何谓按诊？

51．如何进行仰卧位按诊？

52．如何进行侧卧位按诊？

53．如何采用肘膝位进行腹部按诊？

54．触、摸、按三法有何区别？

55．简述按法的临床意义。

56．何谓直接叩击法？

57．按胸胁有何临床意义？

58．乳房内肿块，按诊时应注意什么？

59．诊虚里应注意了解哪些内容？诊虚里有何意义？

60．如何依据按诊鉴别腹满的虚实？

七、判断说明题

61．按胸胁主要是诊察心肺、肝胆、乳房的病变。（　　）理由：

62．虚里动高，不均属病态。（　　）理由：

八、论述题

63．试述拳掌叩击法的临床操作及意义。

64．指指叩击法应如何操作？

65．按诊时应注意哪些事项？

66．试述按脘腹的体位及注意事项。

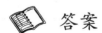 **答案**

一、A 型题

1.C　2.D　3.C　4.B　5.B

6.E　7.B　8.A　9.B　10.A
11.D　12.A　13.C　14.D　15.D
16.C　17.D　18.E

19.E（答案分析：按腧穴时一般都有轻微酸胀感，故 E 不属病理反应。）

20.B

二、B 型题

21.A　22.B　23.E　24.B　25.A
26.E　27.D　28.C　29.E　30.C
31.A　32.C　33.B

三、X 型题

34.A，C，E　35.B，D
36.B，D　　37.A，C
38.A，C　　39.B，D

四、是非题

40.N（首应考虑肝癌。）

41.Y（除在胸侧腋下至肋弓部进行按、叩外，还应从上腹部进行诊察。）

42.Y（脾的按诊，病人应宜取仰卧位和右侧卧位。）

43.N（肥胖之人腹大如鼓，按之柔软，无脐突，无病证表现者，不属病态。）

五、填空题

44．触、摸、按、叩

45．先触摸、后按压，轻、重，浅、深，健康，病变区域，远、近，上、下

46．直接叩击法，间接叩击法

47．拳掌叩击法，指指叩击法

48．水鼓，气鼓

49．顺，逆

六、简答题

50．按诊是医生用手直接触摸或按压病人某些部位，以了解局部冷热、润燥、软

61

硬、压痛、肿块或其他异常变化，从而推断疾病部位、性质和病情轻重等情况的一种诊断方法。

51．病人仰卧，全身放松，两腿自然伸直，两手臂放在身旁，医生站在病人右侧，用右手或双手对病人胸腹某些部位进行切按。在切按腹内肿块或腹肌紧张度时，可让病人屈起双膝，使腹肌松弛或做深呼吸，以便于切按。

52．右侧位按诊时，病人右下肢伸直，左下肢屈髋、屈膝；左侧位按诊时，病人左下肢伸直，右下肢屈髋、屈膝。

53．病人用两肘、两膝趴在检查床上，医生站在病人左侧，用右手稍抚病人腰背部，左手按摸推寻病人腹部。

54．触、摸、按三法的区别表现在指力轻重不同，所达部位浅深有别。触法用手轻诊皮肤；摸法则稍用力达于肌层，按法是重指力诊筋骨或腹腔深部。

55．主要是了解胸腹深部有无压痛或肿块，肿块的形态、大小，质地的软硬、光滑度，活动程度等，以辨脏腑虚实和邪气的痼结情况。

56．是医生用中指指尖或并拢的二、三、四、五指的掌面轻轻地直接叩击或拍打按诊部位，通过听音响和叩击手指的感觉来判断病变部位的情况。

57．胸胁按诊除可排除局部皮肤、经络、骨骼病变外，主要是用以诊察心、肺、肝、胆、乳房等脏器组织的病变。

58．应注意肿块的数目、部位、大小、外形、硬度、压痛和活动度，以及腋窝、锁骨下淋巴结的情况。

59．应注意虚里有无搏动、搏动部位及范围、搏动强度和节律、频率、聚散等。以了解宗气之强弱、疾病之虚实、预后之吉凶。

60．凡脘腹部按之手下饱满充实而有弹性、有压痛者，多为实满；若脘腹部虽然膨满，但按之手下虚软而缺乏弹性，无压痛者，多属虚满。

七、判断说明题

61．（√）理由：胸内藏心肺，胁内包括肝胆，乳房位于胸部，故按胸胁主要是诊察心肺、肝胆、乳房的病变。

62．（√）理由：因惊恐、大怒或剧烈运动后，虚里亦可出现动高，但可自行平复如常者，不一定属病态。

八、论述题

63．拳掌叩击法是医生用左手掌平贴在病人的诊察部位，右手握成空拳叩击左手背，边叩边询问患者叩击部位的感觉，有无局部疼痛，医生根据病人感觉以及左手震动感，以推测病变部位、性质和程度。临床常用以诊察腹部和腰部疾病。

64．进行指指叩击法时，医生用左手中指第二指节紧贴病体需诊察的部位，其他手指稍微抬起，勿与体表接触，右手指自然弯曲，第二、四、五指微翘起，以中指指端叩击左手中指第二指节前端，叩击方向应与叩击部位垂直，叩时应用腕关节与掌指关节活动之力，指力要均匀适中，叩击动作要灵活、短促、富有弹性，叩击后右手中指应立即抬起，以免影响音响。

65．①按诊的体位及触、摸、按、叩四种手法的选择应具有针对性。②医生举止要稳重大方，态度要严肃认真，手法要轻巧柔和，避免突然暴力或冷手按诊。③注意争取病人的主动配合，使病人能准确地反映病位的感觉。④要边检查边注意观察病人的反应及表情变化，注意对侧部位以及健康部位与疾病部位的比较，以了解病痛所在的准确部位及程度。⑤要边询问是否有压痛及疼痛程度，边通过谈话，以转移病人的注意力，避免出现假象反应，使诊查结果准确。

66. 诊区目标确定后再考虑按诊应采取的体位，通常采用仰卧位或侧卧位。按时皆从脐水平线处开始逐渐移向上腹部剑突下方，如果有明显痞块，应从健康部位逐渐移向病变部位。按时应由浅入深，由轻而重，指力适中。边按边询问，边观察病人表情。注意了解局部手感情况，有无胀满、痞块、软硬程度，以及有无压痛、压痛程度等。

第七章　八纲辨证

习题

一、A型题

1. 对"辨证"的下列认识哪项不对：
（　　）
   - A. 是对疾病全过程特点的认识
   - B. 是通过现象对疾病本质的认识
   - C. 是医生的主观对客观的认识
   - D. 是对疾病当前病理本质的认识
   - E. 是对病位与病因病性的认识

2. 张仲景对八纲辨证的贡献是：
（　　）
   - A. 提出了八纲辨证的名称
   - B. 对八纲有散在性的论述
   - C. 具体运用八纲进行辨证
   - D. 奠定八纲辨证的理论
   - E. 将八纲作为辨证的纲领

3. 正式提出"八纲"名称的是：（　　）
   - A. 张仲景　　B. 王执中
   - C. 祝味菊　　D. 陶节庵
   - E. 张景岳

4. 下述哪种理解最正确？（　　）
   - A. 表证的病位一般在皮毛
   - B. 皮肤的病变一般属表证
   - C. 内脏的病不会出现表证
   - D. 表证多见于外感病初期
   - E. 表证的实际病位在内脏

5. 下列哪项不是表证的特点？（　　）
   - A. 感受外邪所致
   - B. 起病一般较急
   - C. 必然形成里证

   - D. 病程一般较短
   - E. 恶寒发热并见

6. 下列哪项不属表证的症状？（　　）
   - A. 恶寒发热　　B. 鼻塞喷嚏
   - C. 脉浮苔薄　　D. 咳痰黄稠
   - E. 头身疼痛

7. 表证最常见于：（　　）
   - A. 内伤杂病中
   - B. 上焦的病证
   - C. 皮肤疮疡类病
   - D. 阳明经病证
   - E. 外感病初期

8. 下列哪项不是表证与里证的鉴别点？
（　　）
   - A. 表证一般脉浮，里证一般脉沉
   - B. 表证病程较短，里证病程较长
   - C. 表证病情较轻，里证病情较重
   - D. 表证恶寒为主，里证发热为主
   - E. 表证苔薄，里证舌苔多有变化

9. 对里证的认识，下列哪项错误？
（　　）
   - A. 里证多见内伤杂病
   - B. 外感病一般无里证
   - C. 里证多外邪"直中"
   - D. 情志为病多属里证
   - E. 饮食劳伤多见里证

10. 关于里证的认识，下列哪项错误？
（　　）
   - A. 病情一般较重
   - B. 病程一般较长
   - C. 都是起病缓慢
   - D. 无表证的证候
   - E. 脏腑证候为主

11. 下列类似于半表半里证的证型是：（　　）

  A. 肝胆病证 B. 少阳病证

  C. 气分病证 D. 中焦病证

  E. 厥阴病证

12. 里证不包括下列哪项？（　　）

  A. 少阴病证 B. 阳明病证

  C. 太阴病证 D. 太阳病证

  E. 厥阴病证

13. 下列哪项不是形成寒证的因素？（　　）

  A. 阳气亏虚 B. 阴液不足

  C. 阴寒内盛 D. 阴邪致病

  E. 阴气偏盛

14. 下列哪项不是形成热证的因素？（　　）

  A. 阳邪致病 B. 阳气偏盛

  C. 阳气亏虚 D. 阴液亏虚

  E. 寒湿郁久

15. 里寒证的表现不见下述哪项？（　　）

  A. 畏寒肢冷 B. 口淡不渴

  C. 舌红苔灰 D. 腹痛便秘

  E. 脉象沉紧

16. 里热证的表现不见下列哪项？（　　）

  A. 便泄臭秽 B. 口干口苦

  C. 面红尿清 D. 舌苔黄腻

  E. 脉细而数

17. 下列对"寒热者，阴阳之化也"的解释，哪项错误？（　　）

  A. 阴阳的盛衰可形成寒证或热证

  B. 寒证热证的病理基础是阴阳盛衰

  C. 寒热证候与阴阳盛衰密切相关

  D. 阴阳辨证的主要依据是证之寒热

  E. 寒证热证由阴证阳证转化而成

18. 寒证与热证的鉴别要点，下列哪项不对？（　　）

  A. 寒证恶寒喜热，热证恶热喜冷

  B. 寒证口和不渴，热证口渴喜饮

  C. 寒证大便泻泄，热证大便秘结

  D. 寒证舌苔白润，热证舌苔黄干

  E. 寒证脉迟或紧，热证脉数或洪

19. 实证的主要病因病机，下列哪项是错误的？（　　）

  A. 疫疠虫毒侵袭

  B. 正虚不能驱邪

  C. 六淫之邪外侵

  D. 气化阻滞障碍

  E. 病理产物停积

20. 下列哪项不是导致虚证的常见原因？（　　）

  A. 先天禀赋不足

  B. 情志失于调摄

  C. 房事劳损太过

  D. 病中耗损过多

  E. 后天生化不足

21. "实"证的含义主要是指：（　　）

  A. 体质壮实 B. 正气旺盛

  C. 阳邪中人 D. 阴寒内盛

  E. 邪气盛实

22. "邪之所凑，其气必虚"的主要含义是：（　　）

  A. 营血相对亏虚

  B. 正气相对亏虚

  C. 阳气相对亏虚

  D. 阴液必定亏虚

  E. 经络相对亏虚

23. 下列哪项不是虚寒证的病因病机？（　　）

  A. 阳气亏虚 B. 感受阴邪

  C. 温煦失职 D. 气化减退

  E. 推动无力

24. 下列哪项不属虚寒证的表现？（　　）

  A. 畏寒肢冷

B. 舌苔白腻

C. 尿清长或不利

D. 脉象沉迟

E. 自汗或无汗

25. 下列哪项一般不是虚寒证的病理变化?（　　）

    A. 容易感受寒邪

    B. 可演变成亡阳

    C. 导致动风动血

    D. 常与气虚同存

    E. 形成痰饮水湿

26. 实寒证与虚寒证最主要的区别点是下列哪项?（　　）

    A. 病程的长与短

    B. 怕冷之新与久

    C. 脉象有力与无力

    D. 病势的缓与急

    E. 疼痛喜按与拒按

27. 下列哪项不是虚热证的病机?（　　）

    A. 阴液亏少不足

    B. 阳气相对偏旺

    C. 阳热火邪炽盛

    D. 虚性火热内扰

    E. 失却滋养濡润

28. 表实寒证最常见:（　　）

    A. 薄黄润苔　　B. 畏寒肢冷

    C. 舌体淡胖　　D. 脉象浮紧

    E. 咽喉肿痛

29. 下列哪项不见于表热证?（　　）

    A. 发热恶寒　　B. 脉象浮数

    C. 舌淡苔白　　D. 时有汗出

    E. 咽红痒痛

30. 下列哪项不是阳证的典型表现?（　　）

    A. 恶寒发热　　B. 烦躁不安

    C. 便秘腹痛　　D. 呼吸气微

    E. 舌质红绛

31. 下列哪项不是阴证的证候?（　　）

    A. 倦怠无力　　B. 语言低怯

    C. 身灼气粗　　D. 小便清长

    E. 脉象沉紧

32. 下述哪项不能称为八纲证候之间的关系?（　　）

    A. 证候相兼　　B. 证候错杂

    C. 证候独立　　D. 证候真假

    E. 证候转化

33. 下列哪项是最典型的证候错杂?（　　）

    A. 表寒里热证

    B. 太阳伤寒证

    C. 脾肾阳虚证

    D. 表里实寒证

    E. 阳明里热证

34. 下列哪项不是寒证的临床表现?（　　）

    A. 舌淡苔白　　B. 口和不渴

    C. 尿清便溏　　D. 脉象沉紧

    E. 头重如裹

35. 疾病的哪个阶段较易出现证候真假?（　　）

    A. 初期阶段　　B. 中间阶段

    C. 末期阶段　　D. 危重阶段

    E. 传变阶段

36. 对证候真假的所谓"假"，哪项解释最正确:（　　）

    A. 所有症征都是现象，皆为假

    B. 病人提供的临床资料有假

    C. 不符合常规认识的某些症征

    D. 与疾病本质相对立的症征

    E. 诊断错误，未认识疾病本质

37. 确认真热假寒证的最主要依据是:（　　）

    A. 脉数而沉　　B. 面红目赤

    C. 咽干口渴　　D. 神昏谵语

    E. 身灼肢厥

38. 下述哪项不属内真寒外假热证?（　　）

　　A. 真寒假热证　B. 阴盛格阳证

　　C. 戴阳证　　　D. 虚阳偏亢证

　　E. 虚阳浮越证

39. 最能辨别虚实真假的是：（　　）

　　A. 脉沉取之有力无力

　　B. 舌质的苍老与嫩胖

　　C. 病程的新久或长短

　　D. 整个体质的壮和弱

　　E. 二便的通利和闭涩

40. 下列哪项不是证候转化?（　　）

　　A. 表证转化为里证

　　B. 里证转化为表证

　　C. 寒证转化为热证

　　D. 热证转化为寒证

　　E. 实证转化为虚证

41. 寒证与热证的相互转化，关键的因素是：（　　）

　　A. 邪气的性质　B. 邪气的进退

　　C. 邪正的对比　D. 阴液的盈亏

　　E. 阳气的盛衰

42. "大实有羸状"、"至虚有盛候"是说明下述哪项：（　　）

　　A. 虚实转化　　B. 寒热转化

　　C. 虚实真假　　D. 寒热真假

　　E. 表里进退

43. 脘腹胀满喜按，时有缓解，舌淡胖，脉沉无力，属：（　　）

　　A. 表实里虚证　B. 表虚里实证

　　C. 真实假虚证　D. 真虚假实证

　　E. 上实下虚证

44. 原高热烦渴，脉洪大，现面色苍白，冷汗淋漓，脉微肢厥。属：（　　）

　　A. 真热假寒　　B. 真寒假热

　　C. 热证转寒　　D. 真实假虚

　　E. 真虚假实

二、B 型题

　　A. 正式提出"八纲"名称

　　B. 初步确定八纲间的辨证关系

　　C. 使得八纲辨证普及推广

　　D. 已将八纲辨证作为辨证纲领

　　E. 初步运用八纲进行辨证

45. 《黄帝内经》的作用是：（　　）

46. 《伤寒杂病论》的作用是：（　　）

47. 明代医家的作用是：（　　）

　　A. 但发热不恶寒

　　B. 但恶寒不发热

　　C. 寒战而有高热

　　D. 恶寒发热并见

　　E. 发热盗汗舌红

48. 最能体现表证特征的是：（　　）

49. 单纯的表证亦可表现为：（　　）

50. 表证化热入里的表现是：（　　）

　　A. 风热表证　　B. 风寒表证

　　C. 里热证　　　D. 伤风表证

　　E. 里实证

51. 发热，口渴喜饮，咳嗽气喘，咯黄痰，尿黄，舌红苔黄，脉滑数。为：（　　）

52. 发热重恶寒轻，头痛咽痛，口微渴，苔薄色黄白相兼，脉浮数。为：（　　）

53. 恶寒发热，头项强痛，身体疼痛，无汗，微有咳嗽气喘，脉浮紧。为：（　　）

54. 腹胀腹痛而拒按，按之有块，大便秘结，苔黄白而厚，脉沉实。为：（　　）

　　A. 表实寒证　　B. 表实热证

　　C. 里实寒证　　D. 里虚寒证

　　E. 里虚热证

55. 心悸，失眠，盗汗，颧红，五心烦热，脉细数，舌红少苔，为：（　　）

56. 肢体浮肿，小便短少，畏冷肢凉，面色淡白，脉沉迟无力，为：（　　）

57. 突起胃脘疼痛，呕吐清涎，面色苍白，舌苔白润，脉沉紧，为：（　　）

58. 小便清长，夜尿多，咽干不欲饮，畏寒肢凉，舌淡，脉弱，为：（ ）

59. 恶寒发热，头痛头胀，鼻塞流涕，无汗，苔薄白，脉浮紧，为：（ ）

A. 表里实热证

B. 表实寒里虚寒证

C. 表寒里热证

D. 表热里寒证

E. 表实寒里虚热证

60. 常脘腹冷痛，喜温喜按，畏冷肢凉，昨起恶寒，头痛无汗，脉濡缓，为：（ ）

61. 壮热汗出口大渴，头痛，微恶风寒，尿黄便结，舌红苔黄，脉洪数，为：（ ）

62. 新起恶寒，发热口渴，无汗，咳嗽气喘，舌红苔黄白相兼，脉浮数，为：（ ）

A. 寒热错杂证　B. 真热假寒证

C. 真寒假热证　D. 表里实寒证

E. 表寒里热证

63. 烦热欲去衣被，尿清长，头晕咽干，面浮红如妆，下肢怕冷，舌淡，脉浮细，为：（ ）

64. 恶寒，喉中哮鸣，咳吐清稀白痰，无汗，口淡，面色淡青，苔白滑，脉弦紧。为：（ ）

65. 经常脘腹冷痛喜按，吐清涎，口苦微渴，小便短黄，舌质红苔薄黄，脉沉弦。为：（ ）

A. 大汗淋漓，四肢厥冷，面色苍白，神情淡漠，呼吸微弱，脉微欲绝

B. 形体消瘦，五心烦热，颧红盗汗，口燥咽干，皮肤干燥，脉象细数

C. 身热大汗，汗热质黏，面色潮红，躁扰不安，渴喜冷饮，脉细

数疾

D. 高热肢厥，神识昏沉，胸腹灼热，口渴喜饮，面色紫暗，脉沉有力

E. 经常畏冷，四肢不温，渴喜热饮，常自汗出，尿清便溏，脉迟无力

66. 属真热假寒证者为：（ ）

67. 属里虚寒证者为：（ ）

68. 属里虚热证者为：（ ）

A. 真实假虚　　B. 实中夹虚

C. 真虚假实　　D. 虚中夹实

E. 寒热真假

69. 腹泻，腹大如鼓，触之有条索状包块，拒按，烦躁不宁，脉沉细无力，为：（ ）

70. 久咳，气短而喘，纳差，下肢微肿，便秘但不燥硬，舌淡嫩，脉弱，为：（ ）

71. 身热不扬，肢体困重，倦怠懒言，便溏不爽，舌红苔黄腻，脉沉滑，为：（ ）

A. 寒热错杂　　B. 寒证化热

C. 表里同病　　D. 虚实夹杂

E. 热证转寒

72. 长期咳喘，咯痰白稠，神疲乏力，食少，口淡不渴，舌淡胖，苔白腻，脉弱，为：（ ）

73. 恶寒发热，头身疼痛，脘腹痞胀不适，便溏不爽，小便黄，舌苔黄腻，脉弦，为：（ ）

74. 原高热，咳嗽，气喘，喉间痰壅，现已不发热，面色青灰，四肢厥冷，脉微，为：（ ）

三、X 型题

75. 下列哪些提法正确？（ ）

A. 内脏疾病均属里证

B. 表证病变较为轻浅

C. 里证病位多在脏腑

D. 表证是指皮肤病变

E. 里证病变较为深重

76. 表里辨证的意义是：（　　）

A. 辨别病位的浅深

B. 提示病情轻重

C. 提示邪正盛衰

D. 辨别疾病的性质

E. 提示病变趋势

77. 一般不能归属于阴证范畴的是：（　　）

A. 病势向上　　B. 病势向内

C. 病变较快　　D. 阳邪致病

E. 色泽晦暗

78. 下列哪些证候可认为是真虚假实证？（　　）

A. 腹胀满有时缓解

B. 喘促而气短息弱

C. 面色萎黄或苍白

D. 大便闭而腹柔软

E. 脉象沉细而无力

79. 下列哪些是对"里邪出表"的正确认识：（　　）

A. 里邪向外透达

B. 里证转为表证

C. 病邪扩散漫延

D. 邪有外出之路

E. 有利病情向愈

80. 热证转化为寒证，提示哪些病情变化？（　　）

A. 转为虚寒　　B. 病情较重

C. 阴液充盛　　D. 阳气衰败

E. 正不胜邪

81. 对虚证转实的认识，哪些正确？（　　）

A. 当前证候以实为主

B. 为病变的一般规律

C. 常常是因虚而致实

D. 实际多为本虚标实

E. 临床实际较为常见

四、是非题

82. "证"是对疾病当前病理本质的认识。（　　）

83. 脉象浮者必为表证。（　　）

84. 《内经》指出："阴盛则寒"，故寒证就是阴绝对偏盛。（　　）

85. 错杂证候中存在着矛盾的两个方面，都反映着疾病的本质。（　　）

五、填空题

86. 八纲是指_____、_____、_____、_____、_____、_____、_____、_____辨证的纲领。

87. 表里是辨别_____的纲领，寒热是辨别_____的纲领，虚实是辨别_____的纲领，阴阳是辨别_____的纲领。

88. 里证的证候特征是无新起_____并见，以_____症状为主要表现，一般病情_____，病程_____。

89. 《素问·通评虚实论》说："_____则实，_____则虚"。

90. 虚实辨证中，虚指_____，实指_____。

91. 临床上凡表现为_____、_____、_____、_____的证候，一般归属于阳证。

92. 证候错杂是指表里_____，寒与热_____，或_____相反，证候显得相互_____。

93. 常见的证候真假有_____、_____、_____、_____。

94. 《内经知要》至虚有盛候是指_____证，大实有羸状是指_____证。

95. 八纲中的证候转化，可表现为_____

69

____、_____、_____。

96.寒热证的病机,《素问》认为____
____则寒,_____则热,_____则寒,
_____则热。

97.阴阳的盛衰,表现为阳虚则寒的__
_____证,阴虚则热的_____证,阴盛则
寒的_____证,阳盛则热的_____证。

98.寒证化热的主要病机是_____,
热证转寒的病机主要是_____。

99.凡见_____、_____、____
__、_____等表现的____证、____
__证、_____证,均属阴证范畴。

六、简答题

100.何谓八纲辨证?

101.对表证与里证如何进行鉴别?

102.何谓里证?里证的成因有哪些?

103.里证的基本特点有哪些?

104.何谓表证转为里证?有何临床意义?

105.产生寒证与热证的机理如何?

106.何谓热证?有何临床表现?

107.恶寒与寒证、发热与热证的关系各如何?

108.阳证概括哪些方面的证候表现?

109.阴证概括哪些方面的证候表现?

110.何谓虚证?

111.辨虚实有何临床意义?

112.辨证中寒热与虚实之间有何关系?

113.形成实证的病因病机如何?

114.里热证属于阴证,还是阳证?为什么?

115.何谓表证?有哪些特点?

116.试述表证的证候。

117.寒证的一般表现有哪些?

118.什么是表寒证?里寒证?

119.什么是表热证?里热证?

120.何谓"实证"?

121.真热假寒证的真热证候常表现为哪些?

122.真寒假热证的真寒证候常有哪些?

123.真寒假热证可出现哪些"假热"表现?

124.何谓"真实假虚"?

125.何谓"真虚假实"?

126.何谓真热假寒?主要表现如何?

127.何谓证候错杂?

128.真寒假热证与真热假寒证的病机各如何?

129.何谓寒热转化?有哪些类型?

130.辨别寒热转化的临床意义是什么?

131.何谓真寒假热证?其表现如何?

132.证候转化与证候真假、证候错杂有何不同?

133.真虚假实证的病因病机如何?

七、判断说明题

134.寒热不是病证归类的基本纲领。
(   )理由:

135.表证是指皮肤病变。(   )理由:

136.有发热者不等于都是热证。(
)理由:

137.病势急剧者,不可能是虚证。(
)理由:

138.八纲与八纲辨证的概念不完全相同。(   )理由:

八、论述题

139.试述八纲辨证的临床意义?

140.试述寒证、热证的鉴别要点。

141.表寒证、表热证、里寒证、里热证的病理和临床表现有何不同?

142.辨别寒热真假的临床意义是什么?如何进行辨别?

143.何谓虚实转化?请举例说明?

144. 试述鉴别虚实真假的要点。

145. 为什么说八纲证候间必然存在着普遍联系？

九、病案分析题

146. 李某，女，65 岁。咳嗽气喘反复发作 17 年，伴心悸怔忡，唇色紫暗，尿少肢肿，畏寒肢冷，舌淡胖，苔白滑，脉弱而数。要求用八纲进行辨证，并作出分析。

147. 顾某，男，58 岁。素有心悸，胸闷气短，畏冷肢凉，今晨突起腹痛欲便，呕吐宿食清水，大便清稀，恶寒，苔白滑，脉沉细有力。用八纲分析其病位、病因、病性、病机，并作出八纲辨证诊断。

148. 陈某，女，21 岁，1 周来发热，脘胁痞胀，恶心欲吐，触之肝肿大，伴渴不欲饮，小便短黄，昨起身目发黄鲜明，苔黄腻，脉弦稍数。写出主诉，用八纲分析其病位，病因，病性，病机，作出八纲诊断。

149. 黄某，女，39 岁，患者体质虚弱，经常头晕头痛，食少神疲，畏寒肢冷，大便稀溏，月经量少色淡。近 3 月以来月经未行，小腹无痛胀，口不渴，面色无华，舌淡苔薄白，脉弱。写出主诉，用八纲分析其病位，病性，病机，并作出八纲诊断。

150. 蔡某，男，16 岁。今晨初起微恶寒，继之发热，咳嗽，气喘，胸痛，发热39.9℃，胸闷，痰黏黄难咯，口渴，有汗，神昏谵语，小便黄，大便未解，四肢凉，唇色紫暗，舌红苔黄，脉沉弦数有力。要求用八纲分析其证候，并作出诊断。

151. 刘某，男，24 岁，近几日进食辣椒、火锅，痔疮复发，大便燥结，排便时肛门灼痛，有鲜血滴下，小便短黄，口渴，舌红苔黄，脉滑。用八纲分析其病位、病因病性、病机，并用八纲进行诊断。

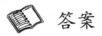 **答案**

一、A 型题

1.A	2.C	3.C	4.D	5.C
6.D	7.E	8.D	9.B	10.C
11.B	12.D	13.B	14.C	15.C
16.C	17.E	18.C	19.B	20.B
21.E	22.B	23.B	24.B	25.C
26.C	27.C	28.D	29.C	30.D
31.C	32.C	33.A	34.E	35.D
36.C	37.E	38.B	39.A	40.B
41.E	42.C	43.D	44.C	

二、B 型题

45.B	46.E	47.D	48.D	49.B
50.A	51.C	52.A	53.B	54.E
55.E	56.D	57.A	58.D	59.A
60.B	61.A	62.C	63.C	64.D
65.A	66.D	67.E	68.B	69.D
70.C	71.A	72.D	73.C	74.E

三、X 型题

75.B，C，E〔答案分析：内脏疾病不一定均属里证，表证（半表半里证）亦可表现某些内脏病变的证候；表证是指外邪侵袭肤表而形成的特定证候，而不仅仅是指肤表病变。故只 B，C，E 正确。〕

76.A，B，E 77.A，C，D

78.A，B，D（答案分析：面色萎黄或苍白为纯虚证；脉象沉细而有力为真实假虚之象。故 A，B，D 为真虚假实证。）

79.A，D，E（答案分析：里证不可能转为表证，因为不能使原有在里的证候消失，而又出现表证的特征性证候。病邪扩散漫延，表明病趋深重，不能认为是里邪出表。故 A，D，E 为正确认识。）

80.A，B，D，E（答案分析：热证转化为寒证，常提示病情较重，正不胜邪，阳气耗散，可转为虚寒证。阴液充盛是健康的表现。故正确答案为A，B，D，E。）

81.A，C，D（答案分析：虚证转实在临床实际较为少见，也不是病变的一般规律。故正确答案为A，C，D。）

四、是非题

82.Y（"证"是中医学特有的概念，是对疾病当前阶段病理本质的认识。）

83.N（脉浮而无根常见于元气离散，瘦人脉较浮等，故浮脉不一定是表证。）

84.N（"阴盛则寒"、"阳虚则寒"，故寒证可由阳虚导致，不一定是阴绝对偏盛。）

85.Y（证候错杂的双方，均反映着疾病的本质。）

五、填空题

86.表、里、寒、热、虚、实、阴、阳

87.病变部位，疾病性质，邪正盛衰，病证类别

88.恶寒发热，脏腑，较急，较长

89.邪气盛，精气夺

90.正气不足，邪气盛实

91.兴奋、躁动、亢进、明亮

92.同病，相反，虚与实，矛盾

93.真热假寒、真寒假热、真实假虚、真虚假实

94.真虚假实，真实假虚

95.表里出入、寒热转化、虚实转化

96.阳虚，阴虚，阴盛，阳盛

97.虚寒，虚热，实寒，实热

98.阳气旺盛，阳气衰惫

99.抑制、沉静、衰退、晦暗、里、寒、虚

六、简答题

100.指根据病情资料，运用八纲进行分析综合，从而辨别疾病现阶段病变部位的浅深、病情性质的寒热、邪正斗争的盛衰和病证类别的阴阳，以作为辨证纲领的方法。

101.一般新病、病程短者，多属表证，内脏证候不明显；里证以内脏证候为主，病程较长。发热恶寒并见者为表证，发热不恶寒或但寒不热者，均属里证。表证舌象变化不甚显著；里证常有明显舌象改变。表证多见脉浮；里证多见沉脉或其他多种脉象。

102.指病变部位在内，脏腑、气血、骨髓等受病所反映的证候。里症的成因：一是外邪袭表，表证不解，病邪入里，形成里证；二是外邪直接侵犯脏腑而成；三是情志内伤、饮食劳倦等因素，直接损伤脏腑气血，或脏腑功能紊乱而出现的证候。

103.里证的证候特征：无新起恶寒发热并见；以脏腑症状为主要表现；其起病可急可缓；一般病情较重，病程较长。

104.指表证不解，病邪传里，侵犯脏腑，表现为表证的特征性证候消失而出现里证的证候。表证转化为里证，表明病情由浅入深，病势发展。

105.寒证与热证的机理，一是与病邪性质有关，阴邪致病则阴气偏盛而阳气受损，而呈"阴盛则寒"；阳邪致病则阳气偏盛而阴液受损，而呈"阳盛则热"；二是与机体阴阳盛衰有关，阳气虚衰而阴寒偏盛，而呈"阳虚则寒"；阴液亏损而阳气偏亢，而呈"阴虚则热"。

106.指感受热邪，或脏腑阳气亢盛，或阴虚阳亢，导致机体机能活动亢进所表现的具有温、热特点的证候。主要表现为发热，恶热喜冷，口渴欲饮，面赤，烦躁不宁，痰、涕黄稠，小便短黄，大便干结，舌红，苔黄燥而干，脉数等。

107．恶寒、发热是疾病的现象；寒证、热证是对疾病本质所作的判断。一般寒证多表现为恶寒等寒象，热证多表现为发热等热象，但疾病所表现的寒热征象可有真假之别，如真热假寒证，外现寒象，本质为热证；真寒假热证，外现热象，本质为寒证。

108．凡见兴奋、躁动、亢进、明亮等表现的表证、热证、实证，以及症状表现于外的、向上的、容易发现的，或病邪性质为阳邪致病、病情变化较快的等，均属阳证范围。

109．凡见抑制、沉静、衰退、晦暗等表现的里证、虚证、寒证，以及症状表现于内的、向下的、不易发现的，或病邪性质为阴邪致病、病情变化较慢的等，均属阴证范围。

110．指人体阴阳、气血、津液、精髓等正气亏虚，而邪气不著，表现为不足、衰退、松弛特征的各种证候。

111．辨虚实是分析疾病中邪正的虚实关系，通过虚实辨证，可以了解人体正气的强弱和邪气的盛衰，为治疗提供依据。

112．辨寒热与辨虚实密切相关，阴阳盛衰及其所形成的寒热证候存在着虚实之分，因此辨寒热必须分虚实，常组合成虚寒证、虚热证、实寒证、实热证。

113．一是风寒暑湿燥火、疫疠、虫毒等邪气侵犯人体，正气奋起抗邪；二是内脏机能失调，气化失职，气机阻滞，以致痰、饮、水、湿、脓、瘀血、宿食等有形病理产物壅聚停积于体内。

114．一般归属于阳证。寒热是划分阴阳的主要依据。里证虽属阴，但热证属于阳，故为阳证。

115．指六淫、疫疠邪气，经皮毛、口鼻侵入机体的初期阶段，正［卫］气抗邪于肤表浅层，以新起恶寒发热为主要表现的轻浅证候。

116．新起恶风寒，或恶寒发热，头身疼痛，鼻塞、流涕、喷嚏、咽喉痒痛、微有咳嗽、气喘，舌淡红，苔薄，脉浮。

117．一般表现有恶寒、畏冷、冷痛，喜暖，口淡不渴，肢冷蜷卧，痰、涎、涕清稀，小便清长，大便稀溏，面色白，舌淡，苔白润，脉紧或迟等。

118．表寒证是指寒邪侵袭肤表所反映的证候，以恶寒、发热、无汗、身痛、脉浮紧为特征。里寒证是指寒邪客于脏腑，或因阳虚阴盛所反映的证候，以形寒、肢冷、便溏、苔白、脉迟为特征。

119．表热证是指风热之邪袭于肤表所反映的证候，以发热、微恶风寒、有汗、口微渴、苔薄黄、脉浮数为特征。里热证是热邪盛于脏腑，或因阴虚阳亢所反映的证候，以身热、面赤、便结、尿黄、舌红、脉数为特征。

120．指人体感受外邪，或疾病过程中阴阳气血失调，体内病理产物蓄积，以邪气盛、正气不虚为基本病理，表现为有余、亢盛、停聚特征的各种证候。

121．常表现为高热，胸腹灼热，口鼻气灼，口臭息粗，口渴饮冷，小便短黄，舌红苔黄干，脉有力等。

122．常表现为胸腹无灼热，下肢必厥冷，小便清长，大便不燥，或下利清谷，舌质淡，苔白等。

123．自觉发热，或欲脱衣揭被，面色浮红如妆，口渴咽痛，神志躁扰不宁，脉浮大或数，便秘等。

124．指疾病本质属实证，反见某些虚羸现象的证候。

125．指疾病本质属虚证，反见某些盛实现象的证候。

126．指内有真热而外见某些假寒的"热极似寒"证候。如出现身热，胸腹灼热，便干尿黄为真热，而外现四肢厥冷等假寒表现。

127. 指疾病某一阶段，不仅表现为病位的表里同时受病，而且呈现寒、热、虚、实性质相反的证候。

128. 真寒假热为阳气虚衰，阴寒内盛，逼迫虚阳浮游于上、格越于外，即阴盛格阳。真热假寒为邪热内盛，阳气郁闭于内而不能布达于外，即阳盛格阴。

129. 指疾病的寒热性质发生相反的转变，出现寒证化为热证，或热证变为寒证。临床主要有寒证转化为热证、热证转化为寒证两种类型。

130. 意义在于掌握邪正双方力量的对比，寒证转化为热证，是人体阳气旺盛，邪气才会从阳化热；热证转化为寒证，是邪气虽衰而正气不支，阳气衰败。

131. 指内有真寒，外现某些假热的"寒极似热"证候。其表现如身热欲脱衣揭被，面色浮红时隐时现，口渴欲热饮，脉虽大但按之无力，并见四肢厥冷、下利清谷、小便清长、舌淡苔白等一派寒象。

132. 证候转化——疾病在其发展变化过程中，其病位、病性，或邪正盛衰的状态发生变化，由一种证候转化为另一种证候。证候错杂——疾病某一阶段，不仅表现为病位的表里同时受病，而且呈现寒、热、虚、实性质相反的证候；证候真假——某些疾病在病情的危重阶段，可以出现一些与疾病本质相反的"假象"，掩盖病情的真象。

133. 本为脏腑虚衰，气血不足，运化无力，以致气机阻闭不通、不利，而见某些假实的现象。

七、判断说明题

134. （√）理由：阴阳才是病证归类的基本纲领，寒热是辨别证候性质的纲领。

135. （×）理由：表证是对六淫、疫疠等邪气经皮毛、口鼻侵入机体的初期阶段，正气抗邪于肤表浅层所表现轻浅证候的概括。表证不等于解剖上的皮肤。

136. （√）理由：热证常见发热，但发热不一定是热证，如真寒假热证可有自觉烦热，表寒证亦可见恶寒重而发热轻。

137. （×）理由：病势急剧不是区别虚证与实证的依据。虚证的病势一般较缓，但大失血、瘀痰阻闭等导致亡阳等时，其病势则急剧。

138. （√）理由：八纲是表、里、寒、热、虚、实、阴、阳八个纲领。八纲辨证是运用八纲对病情进行分析综合，而作为辨证诊断的方法。

八、论述题

139. 八纲是各种辨证方法的总纲，表里是辨病位的纲领，寒热虚实是辨病性的纲领，阴阳是归类病证的纲领；八纲概括了病证的基本特点，可掌握证候要领，确定证候类型，预测证候趋势，指明治疗方向；其他辨证方法，如病性辨证、脏腑辨证、六经辨证、卫气营血辨证、三焦辨证等均为八纲辨证的具体深入。

140. 应对疾病的全部表现进行综合观察，尤其是寒热的喜恶，口渴与不渴，面色的赤白，四肢的温凉，二便、舌象、脉象等，是辨别寒证与热证的重要依据。寒证恶寒喜暖，热证恶热喜冷；寒证口不渴，热证渴喜冷饮；寒证面白，热证面赤；寒证手足逆冷，热证手足烦热；寒证大便稀溏，小便清长，热证大便燥结，小便短赤；寒证舌淡苔白，热证舌红苔黄；寒证脉迟，热证脉数。寒证以"冷、凉"为特点，热证以"温、热"为特点。

141. 表寒证——恶寒重，发热轻，头身疼痛，无汗，苔薄白润，脉浮紧。表热证——发热，微恶风寒，头痛，口微渴，舌尖边红，脉浮数。里寒证——恶寒喜暖，肢冷面白，口不渴，大便稀溏，小便清长，舌淡，苔白润，脉迟或紧。里热证——发热或恶热喜冷，口渴，面赤或颧红，烦躁，小便短赤，大便干结，舌红苔黄而干，脉数。

142．寒热真假多出现于病情的危重阶段，真热假热、真寒假寒有本质的不同，辨证有误则对治疗极为不利。辨别寒热真假，要以表现于内部、中心的症状为准、为真，肢末、外部的症状是现象，可能为假象，故胸腹的冷热是辨别寒热真假的关键，胸腹灼热者为热证，胸腹部冷而不灼热者为寒证。同时假象毕竟与真象不同，如假热的面赤，是面白而在颧颊上浅红如妆，和真热的满面通红不一样。

143．虚实转化指疾病的虚实性质发生相反的转变。提示邪与正之间的盛衰出现了本质性变化。举例：实证转虚——……；虚证转实——……。

144．一是脉象的有力无力、有神无神，假象多在外表，本质多隐伏于里，故重按有力、有神为实证；无力、无神为虚证。二是舌质的胖嫩与苍老，舌质胖嫩淡润为虚证；苍老坚敛为实证。三是声音的高亢与低怯，语声高亢者多实，低怯者多虚。四是病人的体质强弱，发病的原因，病的新久，以及治疗经过如何，详加分析，综合判断。

145．八纲是各自从不同的角度概括说明病变的本质，各自都不是完整的证，而辨证则应全面认识疾病的病位与病因病性等，寒热病性、邪正相争不能离开表里病位而存在，反之也没有可以离开寒热虚实等病性而独立存在的表证或里证。并且病情处于变动状态，故八纲证候间存在着广泛而密切的关系。

九、病案分析题

146．里证、寒证、虚证、阴证。咳嗽气喘，心悸怔忡，病位在里；畏寒肢凉，为

寒证、阴证；舌淡胖，苔白滑，脉弱而数，为虚证之苔脉。

147．八纲辨证——里证、实证、寒证、阴证。病位在里，病性为寒，病机为寒滞胃肠。分析——素有胸闷、畏冷肢凉，说明胸阳不振，易感外寒；现无恶寒发热，而以腹痛、呕泻等内脏证候为主症，故病属里证；突起腹痛，呕吐，脉搏有力，病性为实；呕吐清水，大便清稀，恶寒，苔白滑，为寒象；脉沉细而有力，为阴寒内盛，凝阻气机之象。

148．主诉——发热1周，身目发黄1日。八纲诊断——里实热（阳）证。病位在里（肝胆），病因病性为湿热。病机——脘痞，恶心欲吐，苔黄腻，为湿热蕴阻中焦；湿热中阻，肝胆失于疏泄，故见胁胀，肝肿大；胆汁溢于肌肤，则见身目发黄鲜明。

149．主诉——月经未行3月。八纲诊断——里虚寒（阴）证。病位在里，病性为虚、寒。病机——素体虚弱，又见头晕、经少色淡，多为气血亏虚，畏寒肢冷，是阳气不足；现经闭而小腹无胀痛、脉弱，不属实证，更见面色无华、舌淡，知为气血不足所致之虚闭。

150．诊断——真热假寒证。病机——以咳嗽、气喘、胸闷、胸痛为主要表现，病位在里（肺）；高热、口渴、痰黏黄、尿黄、便秘、舌红、苔黄、脉数有力等，为一派实热证的表现；虽有四肢厥冷、唇色紫暗，当属邪热内盛，阳气郁闭于内而不能布达于外的假象。

151．病位——里；病因——过食辛辣；病性——实热；病机——过食辛辣，内生实热，故有口渴，小便短黄，大便燥结，肛门灼痛，舌红苔黄，脉滑等症；热邪迫血妄行，则见大便时滴鲜血；八纲诊断——里实热（阳）证。

第八章 病性辨证

习题

一、A型题

1. 夜间露宿后，形成表热证，下述哪种认识不对：（ ）
   - A. 原始病因为寒
   - B. 当前病因为寒
   - C. 当前病因为热
   - D. 证候性质为热
   - E. 寒邪转化为热

2. 伤风证最常见的表现是：（ ）
   - A. 咳嗽，喉痒，鼻塞
   - B. 恶风，微热，汗出
   - C. 突起水肿，少尿
   - D. 皮肤瘙痒，出风疹
   - E. 眩晕，麻木，振颤

3. 寒证一般不与下述哪项证候兼并存在？（ ）
   - A. 风证
   - B. 湿证
   - C. 痰证
   - D. 燥证
   - E. 暑证

4. 下列哪项不是火热证与阴虚证的区别点？（ ）
   - A. 发热的高低
   - B. 病程的长短
   - C. 病势的缓急
   - D. 口渴与不渴
   - E. 脉象之虚实

5. 对寒淫证的下述认识哪项不对？（ ）
   - A. 往往有感寒的原因可查
   - B. 体内阳气未能御制寒邪
   - C. 多属新病突起病势较急
   - D. 病机与寒的致病特点相关
   - E. 其转归是必变为阳虚证

6. 下列哪项不能视作是寒与其他病因病性兼并的证候？（ ）
   - A. 风寒证
   - B. 寒湿证
   - C. 凉燥证
   - D. 血寒证
   - E. 寒饮证

7. 暑闭气机证的特征表现为：（ ）
   - A. 恶热，汗出，口渴，疲乏
   - B. 胸闷，腹痛，呕恶，无汗
   - C. 神志昏迷，抽搐惊厥
   - D. 胸闷，腹胀，苔腻，发热
   - E. 恶寒，发热，身痛，无汗

8. 口鼻干燥，干咳少痰，痰中夹血，舌干少津。属于：（ ）
   - A. 伤阴证
   - B. 液脱证
   - C. 外燥证
   - D. 内热证
   - E. 火淫证

9. "外湿"最常见的突出表现是：（ ）
   - A. 恶寒微有发热
   - B. 皮肤渗液瘙痒
   - C. 肢体困重酸痛
   - D. 脘腹痞胀不舒
   - E. 苔白润，脉滑

10. 湿证一般不与下述哪项兼并出现？（ ）
    - A. 痰湿
    - B. 风湿
    - C. 虚湿
    - D. 寒湿
    - E. 湿热

11. 下述哪项湿热证一般不存在？（ ）
    - A. 中焦湿热证
    - B. 心肺湿热证

C. 肝经湿热证　　D. 膀胱湿热证

E. 肠道湿热证

12. 下列哪项不属湿淫证的常见症：
（　　）

A. 全身困重　　B. 口淡吐涎

C. 纳呆恶心　　D. 脘腹痞胀

E. 苔腻脉滑

13. 下述哪项不属燥淫证的证候表现？
（　　）

A. 皮肤、口鼻干燥

B. 舌体、舌苔干燥

C. 大便干燥，尿黄

D. 咽干，干咳少痰

E. 外界气候干燥

14. 身热有汗，口渴咽干，咳逆胸痛，
舌干苔薄黄，脉浮数。证属：（　　）

A. 伤暑证　　　B. 温燥证

C. 凉燥证　　　D. 内燥证

E. 阴虚证

15. 恶寒微热，皮肤湿痒，肢体困重、
酸楚等，应属：（　　）

A. 风淫证　　　B. 中寒证

C. 湿淫证　　　D. 暑淫证

E. 伤寒证

16. 下列哪项不是实热证的必有表现？
（　　）

A. 壮热恶热　　B. 便秘尿黄

C. 舌红苔黄　　D. 脉数有力

E. 神昏抽搐

17. 下列哪项是导致疮疡类疾病的最常
见原因？（　　）

A. 火毒　　　　B. 瘀血

C. 痰浊　　　　D. 寒湿

E. 外伤

18. 对外燥证的下述认识，哪项不对：
（　　）

A. 以干燥为主要证候

B. 与内燥毫不相关

C. 多见于秋季

D. 干燥少雨之地常见

E. 阴液亏少之人易患

19. 咳嗽哮喘，咯稀白痰，形寒肢冷，
舌苔白，脉沉紧，应属：（　　）

A. 寒饮停肺证　　B. 寒滞胃肠证

C. 寒滞心脉证　　D. 寒滞肝脉证

E. 寒凝胞宫证

20. 下列哪项为气虚证的或见症？
（　　）

A. 神疲乏力　　B. 舌质淡嫩

C. 脉虚无力　　D. 眩晕自汗

E. 动则加重

21. 下列哪项常不是形成气虚证的原
因？（　　）

A. 久病重病　　B. 劳累过度

C. 年老体弱　　D. 情志过极

E. 先天不足

22. 由气虚而导致的病理变化，下述哪
项少见？（　　）

A. 气虚可致营亏、血虚

B. 气虚发展可形成阳虚

C. 气虚可致亡阳、亡阴

D. 气化减退而形成痰湿

E. 气虚可致气滞、血瘀

23. 下述哪项不属"气不固"的范畴？
（　　）

A. 气短自汗　　B. 心悸头晕

C. 小便失禁　　D. 月经淋漓

E. 遗精滑精

24. 与气虚兼并的虚证，下列哪项少
见？（　　）

A. 气血两虚　　B. 阳气亏虚

C. 气虚阳浮　　D. 津气亏虚

E. 气阴两虚

25. 下列哪项是血虚必见的特征性证
候？（　　）

A. 头晕眼花　　B. 颜色淡白

C. 心悸多梦　　D. 经少或闭

E. 肢体麻木

26. 下列哪项不是引起血虚的原因?
(　　)

A. 大病久病，耗伤气血

B. 气机不畅，升降失调

C. 瘀血内阻，新血不生

D. 虫寄肠道，耗吸营养

E. 脾失健运，生血乏源

27. 血瘀证的色脉改变，下述哪项不
是? (　　)

A. 皮肤现青紫色斑块

B. 腹壁有青筋显露

C. 出血紫暗、夹块

D. 舌淡胖，苔腻或滑

E. 脉象细涩、弦涩

28. 因大失血而致气脱，称为: (　　)

A. 血虚气脱　　　B. 气随血脱

C. 阳气虚脱　　　D. 气不摄血

E. 亡阳

29. 下述哪项不是气滞的痛、胀特点?
(　　)

A. 症状时轻时重

B. 随"气行"觉舒

C. 按之一般有形

D. 部位多不固定

E. 随情绪而增减

30. 下述哪项不是引起气滞证的常见原
因? (　　)

A. 情志不舒　　　B. 用力闪挫

C. 病邪阻滞　　　D. 气血亏虚

E. 阳虚寒凝

31. 津液亏虚证与燥淫证最主要的区别
在于: (　　)

A. 前者称津亏，后者称液耗

B. 前者属内燥，后者属外燥

C. 前者属阴虚，后者属血虚

D. 前者属耗损过多，后者属生化
不足

E. 前者属虚热证，后者属实热证

32. 下列哪项不是水停证的表现?
(　　)

A. 面睑、肢体浮肿

B. 胸闷、腹胀、恶心

C. 小便短少、不利

D. 腹膨隆，叩音浊

E. 舌色淡，舌体胖

33. 瘀、石、虫、痰等阻塞所致之"气
闭"，最突出的表现是: (　　)

A. 神识不清　　　B. 肢厥脉弦

C. 胀闷不舒　　　D. 绞痛阵作

E. 患处胀痛

34. 痰与饮的区别，以下哪项不对?
(　　)

A. 痰质地较稠，饮质地较稀

B. 痰流动性大，饮流动性小

C. 痰致病广泛，饮致病局限

D. 痰性有寒热，饮性多偏寒

E. 饮可凝为痰，痰难化为饮

35. 痰、悬、支、溢四饮主要是根据下
列哪项而命名? (　　)

A. 饮邪的性质　　B. 饮停的原因

C. 饮邪的多少　　D. 饮停的先后

E. 饮停的部位

36. 下列病症哪项一般不是因痰阻所
致? (　　)

A. 喉中如有梅核

B. 中风痰鸣不语

C. 痫病昏仆吐涎沫

D. 颈部肿大生瘤

E. 肺痨盗汗低热

37. 下列哪项可视为血寒证? (　　)

A. 寒邪客肺证　　B. 寒凝胞宫证

C. 寒滞胃肠证　　D. 寒邪束表证

E. 寒凝筋骨证

38. 下述哪项不是血热证的表现?

（　　）

    A. 月经量多而色淡

    B. 身热面赤而发斑

    C. 肌肤生疮疖疔痈

    D. 温热病之血分证

    E. 迫血妄行而出血

39. 下列哪项不是津液亏虚证的表现？
（　　）

    A. 小便短少而黄

    B. 大便干燥难解

    C. 渴欲漱水不欲咽

    D. 皮肤干燥枯瘪

    E. 舌红苔少不润

40. 阳虚证与气虚证最主要的区别是：
（　　）

    A. 有无少气懒言

    B. 有无神疲乏力

    C. 寒象是否明显

    D. 小便是否清长

    E. 舌质是否淡嫩

41. 下列哪项属于阴虚证的表现？
（　　）

    A. 面色萎黄   B. 咽干盗汗

    C. 口淡不渴   D. 大便溏薄

    E. 舌淡胖嫩

42. 患者身灼肢温，汗出如油，味咸而黏，脉细数疾，证属：（　　）

    A. 湿热郁蒸   B. 暑伤津气

    C. 亡阳   D. 亡阴

    E. 阴阳俱亡

43. 以下哪项是诊断阳虚证的必见症？
（　　）

    A. 神疲乏力   B. 大便溏泻

    C. 畏寒肢冷   D. 尿少浮肿

    E. 口淡不渴

44. 口燥咽干，唇燥而裂，皮肤干枯，尿少便结，脉细数，属于：（　　）

    A. 阴虚证   B. 血虚证

    C. 气虚证   D. 津亏证

    E. 血热证

45. 亡阳证汗出特点是：（　　）

    A. 汗多壮热   B. 汗出恶风

    C. 汗出肢冷   D. 汗出肢温

    E. 动则汗出

46. 七情证候中，既可伤心，又可伤脾的是：（　　）

    A. 大喜   B. 愤怒

    C. 悲哀   D. 忧思

    E. 惊恐

47. 父母突因车祸双亡，症见面色惨淡，神疲乏力者属：（　　）

    A. 悲恐证   B. 怒证

    C. 肾虚证   D. 忧思证

    E. 脾虚证

二、B 型题

    A. 心气虚   B. 肺气虚

    C. 脾气虚   D. 胃气虚

    E. 肾气虚   F. 胆气虚

    G. 肝气虚

48. 食欲不振，食后痞胀，为：（　　）

49. 腰酸，阳痿，夜尿多，为：（　　）

50. 心悸，神疲，脉弱，舌淡，为：（　　）

51. 咳嗽，气短，声低，自汗，为：（　　）

    A. 表湿证   B. 痰湿证

    C. 寒湿证   D. 湿热证

    E. 风湿证   F. 暑湿证

52. 入冬以来，肢体关节游走酸痛、沉重，苔薄白，脉弦缓。为：（　　）

53. 近日来，微感寒热，头身酸痛，四肢困重，苔白润，脉浮缓。为：（　　）

54. 脘腹痞胀，口腻微渴，便溏不爽，苔黄腻，脉滑数。为：（　　）

55. 咳嗽，胸闷，痰多色白易咯，苔白滑，脉濡缓。为：（　　）

56. 长夏之季，疲乏困重，口渴尿黄，

舌红，苔薄黄而滑。为：（　　）

  A．火热证   B．阴虚证

  C．阳虚证   D．寒淫证

  E．亡阴证   F．亡阳证

  G．血寒证   H．血热证

57．恶寒重发热轻，头痛，无汗，鼻塞，脉浮紧。为：（　　）

58．腹泻，呕吐，口渴唇裂，并见汗出如油，脉细数无力。为：（　　）

59．低热盗汗，心烦失眠，咽干，体瘦神疲，脉细数无力。为：（　　）

  A．气脱   B．亡阳   C．气闭

  D．寒厥   E．热闭   F．痰厥

  G．暑闭   H．血脱

60．炎暑下劳作，突起腹部剧痛，欲呕，无汗，面赤，脉沉数有力。为：（　　）

61．见路旁一死人而突然昏倒，四肢厥冷，脉缓有力，血压等正常。为：（　　）

62．男姓老者，突胸闷心痛，继之昏迷，冷汗，面苍白，肢厥脉微。为：（　　）

  A．气虚证   B．气陷证

  C．气不固证   D．气脱证

  E．血脱证

63．年高体弱，小便淋沥不尽，夜尿多，神疲，气短，动则汗出，脉弦缓。为：（　　）

64．腹部撞伤，现腹痛，出冷汗，面色苍白，脉微弱，腹腔穿刺抽及血液。为：（　　）

65．下肢痿软无力，不能站立，神疲嗜睡，食少腹胀，舌淡嫩，脉缓无力。为：

  A．胁下肿块、拒按，经闭不行

  B．头晕头胀，嗜睡，身体困重

  C．头痛如劈，头脑昏沉，健忘

  D．皮下紫斑，气短，神疲乏力

  E．疼痛如刺、固定，舌暗脉涩

66．上述哪项为血瘀证的常见共有症？

（　　）

67．上述哪项为肝血瘀阻的特征症？

（　　）

68．上述哪项为瘀阻脑络的特征症？

（　　）

  A．气滞证   B．气逆证

  C．气闭证   D．血瘀证

  E．血热证

69．常于夜间间发左胸刺痛，为时甚短，面色略暗，舌尖有紫色斑点，脉弦涩。为：（　　）

70．咽部异物感，吞不下、吐不出，饮食无碍，检查无异，情绪抑郁，脉弦细。为：（　　）

  A．痰证   B．饮证   C．水停证

  D．湿证   E．津液亏虚证

  F．外燥证   G．阴虚证   H．血虚证

71．皮肤干燥、瘙痒、脱屑，大便干燥，头晕，面白，舌淡，脉细无力。为：（　　）

72．鼻塞，涕中夹血痂，唇燥口干，头痛，舌淡红，苔薄黄，脉浮。为：（　　）

73．颈下生块如豆，质圆韧，无压痛，推之可移，咳嗽，咯痰少许。为：（　　）

  A．自汗四肢不温

  B．肌肤糙如鳞甲

  C．腹痛喜暖拒按

  D．心烦失眠多梦

  E．突然冷汗淋漓

  F．汗出如油黏手

  G．舌红少苔不润

74．阳虚证可见：（　　）

75．亡阳证可见：（　　）

76．中寒证可见：（　　）

三、X型题

77．气虚证可导致下述哪些病理变化？

（　　）

  A．气滞   B．血瘀

C. 血虚 　　　　D. 阳虚

E. 亡阳

78. 暑证不同于火热证之处，主要有哪些？（　　）

A. 病情更为严重

B. 发病更急更快

C. 不动风、闭神

D. 有严格季节性

E. 只外感无内生

79. 下列哪些不属外燥证范围？（　　）

A. 燥邪犯表证　　B. 燥邪犯肺证

C. 津亏肠燥证　　D. 血虚风燥证

E. 燥干清窍证

80. 形成实热证的原因有哪些？（　　）

A. 阳热之邪侵袭

B. 寒湿郁而化热

C. 情志过极化火

D. 过食辛燥之品

E. 脏腑气机过旺

81. 火热证常导致下列哪些病理改变？（　　）

A. 寒湿内生　　　B. 伤津耗液

C. 动风动血　　　D. 形成肿疡

E. 扰闭心神

82. 下述哪些七情证候的辨证正确？（　　）

A. 心神不宁、精神涣散多为喜证

B. 头晕腹胀、举止失常多为悲证

C. 忧愁不乐、表情淡漠为忧思证

D. 心悸失眠、胆怯易惊为惊恐证

E. 烦躁多怒、头痛面赤多为怒证

83. 下列各项哪些可因痰所致？（　　）

A. 头痛眩晕

B. 脘腹痞胀，水声辘辘，泛吐清水

C. 水肿按之凹陷不起

D. 瘰疬、瘿瘤

E. 癫、狂、痴、痫

84. 血瘀可表现为哪些性质的疼痛？（　　）

A. 固定痛　　　　B. 走窜痛

C. 刺痛　　　　　D. 隐痛

E. 夜痛甚

85. 亡阳证的临床表现是：（　　）

A. 面赤如妆　　　B. 冷汗质稀

C. 脉微欲绝　　　D. 呼吸气微

E. 肢冷肤凉

四、是非题

86. 疾病的原发病因与通过辨证所确定的病因都属于病因学的范畴。（　　）

87. 血寒、血热均可形成瘀血。（　　）

88. 干燥症状均属于津液亏虚证。（　　）

89. 亡阳证一定是由阳虚证进一步发展而成。（　　）

五、填空题

90. 感受寒邪的常见诱因有淋雨，＿＿＿，＿＿＿，＿＿＿，＿＿＿，＿＿＿等。

91. 临床常见的暑证有＿＿＿证，＿＿＿证，＿＿＿证，＿＿＿证等。

92. 湿证就其病位，可分为＿＿＿，＿＿＿；按其与六淫的兼并，可分为＿＿＿，＿＿＿，＿＿＿。

93. 燥证主要表现为＿＿＿、＿＿＿、＿＿＿、＿＿＿、＿＿＿等的干燥。

94. 气血的证候，一方面为＿＿＿，主要有＿＿＿，＿＿＿，属虚证范畴；一方面为＿＿＿，主要有＿＿＿，＿＿＿，属实证范畴。

95. "气不固"的诊断依据，一方面是有＿＿＿，如＿＿＿、＿＿＿、＿＿＿等症；另方面是有＿＿＿，如＿＿＿、＿＿＿、＿＿＿等症。

96. 血瘀证的证候表现，可归纳为＿＿＿

81

___，_____，_____，_____等四个方面。

97．水液输布、排泄障碍所形成的证，主要有_____，_____，_____，_____。

98．痰蒙心神，使神志错乱，其常见病症有_____、_____、_____、____、_____等；痰停阻于某些局部，可结成圆滑柔韧的_____、_____、____等包块。

99．气脱与亡阳常同时出现，_____为亡阳证的主要特征；_____为气脱证的主要特征。

100．阴虚证的舌脉特征是，舌为_____，脉为_____。

101．外湿证的表现以_____为主症；湿浊内生，其症以_____、_____为主。

102．血热证以_____或_____为其证候特点。

103．气虚类证包括_____、____、_____、_____。

六、简答题

104．何谓风淫证？其辨证依据如何？

105．何谓湿浊内生？有哪些主要临床特点？

106．"外燥证"与"内燥证"的概念有何不同？

107．何谓"伤寒证"，其主要临床表现如何？

108．何谓"中寒证"？其辨证依据如何？

109．何谓火热证？有何辨证依据？

110．何谓暑淫证？临床常见的暑淫证有哪些？

111．何谓气虚证？

112．气脱证的常见表现有哪些？

113．何谓血虚证？有哪些临床表现？

114．何谓血脱证？辨证依据是什么？

115．"血脱"与"亡阳"关系如何？其表现有何异同？

116．什么是气滞证？有哪些常见临床表现？

117．气滞疼痛有何特点？

118．何谓气闭证？其辨证依据如何？

119．何谓血热证？其辨证依据是什么？

120．血瘀证出血的病机及特点是什么？

121．血寒证与血瘀证有何异同？

122．何谓津液亏虚证？辨证依据是什么？

123．津液亏虚证与燥证、阴虚证在辨证时有何不同？

124．痰证有哪些临床表现？

125．何谓水停证？有何主要临床表现？

126．何谓亡阴证、亡阳证？临床如何鉴别亡阴证与亡阳证？

127．忧思证、悲恐证各有何主要临床表现？

七、判断说明题

128．夫妻不和已月余，情绪郁闷不乐，现胸闷胁胀，喜叹气，脉弦。其原始病因为情志刺激，辨证的病因是气滞。（　　）理由：

129．寒邪束表证与寒邪客肺证均为伤寒证。（　　）理由：

130．气虚而机能减退，可导致多种病理变化。（　　）理由：

131．阳虚证见畏寒肢冷的病机，是阳虚不能蒸腾气化水液而致。（　　）理由：

132．血虚证与阴虚证属同一概念。（　　）理由：

八、论述题

133．何谓病性辨证？病因与病性的概

念有何不同？

134．风淫证常见的临床表现有哪些？

135．何谓火热证？火热证的主要表现有哪些？火热证常可导致哪些病理变化？

136．"气不固"可表现在哪些方面的不固？各有何特征表现？

137．何谓气逆证？常见于哪些脏腑，其临床表现如何？

138．试述痰、饮、水、湿的异同。

139．血热证、血瘀证、气不摄血证都可导致出血，其病机及出血特点有何不同？

140．试述阴虚证、阳虚证与亡阴证、亡阳证的不同。

九、病案分析题

141．患者前天外出感寒，初起恶寒，头痛，咳嗽。现发热不恶寒，咳喘胸痛，口渴舌红，脉滑数。其原始病因与辨证之病因各是什么？病机如何？

142．女，13岁，7月26日就诊。患者步行旅游途中突然昏倒，发热，汗出不止，经抢救神识已清，但觉口渴，疲乏，尿黄，舌红，脉虚数。现为何证？并作分析。

143．平时偶有腹痛，昨日10岁生日，饮食不慎，夜发脘腹绞痛，痛发时翻滚于床，伴恶心呕吐，吐出食物、痰涎，并有蛔虫一条，无寒热，舌象无异，脉弦缓。分析其病因、病性、病位，并举临床表现说明之。

144．女，21岁，感头晕，卒然昏倒，不省人事，双目凝视，口吐痰沫，喉中痰鸣，手足强直、抽搐，约历15分钟自醒。现头晕眼花，苔白滑，脉缓。近半年有类似发作三次。诊断属何病、证，并进行病机分析。

145．男，45岁。素体虚弱，腹泻一月余，大便清稀如水状，洞泄不止。昨晚泻后突然冷汗淋漓，面色苍白，四肢厥冷，气息

微弱，舌淡，苔白润，脉浮数无根。诊断属何证，并作病机分析。

 答案

一、A型题

1．B　2．B　3．E　4．D

5．E（答案分析：寒可化热，故E不对。）

6．D（答案分析：血寒证是寒在血分，而"血"不是病因病性，故D不是。）

7．B　8．C　9．C　10．C　11．B

12．B　13．E　14．B　15．C　16．E

17．A　18．B　19．A

20．D（答案分析：虽自汗多属气虚，但气虚者不一定表现为自汗，故D为气虚证的或见症。）

21．D　22．C　23．B　24．C　25．B

26．B　27．D　28．B　29．C　30．D

31．B　32．B　33．D

34．B（答案分析：虽然痰可流窜于很多部位而为病，而饮一般只停聚于腔隙等处，但饮较痰稀，故不能称痰流动性大，饮流动性小。）

35．E　36．E　37．B　38．A

39．C（答案分析：渴欲漱水不欲咽一般认为属血瘀，故C不是津液亏虚证的表现。）

40．C　41．B　42．D　43．C　44．D

45．C　46．D　47．A

二、B型题

48．D　49．E　50．A　51．B

52．C（答案分析：虽关节游走痛有"风湿"的特征，但为冬季酸痛、沉重，故仍属C而不属E。）

53．A　54．D　55．B　56．F　57．D

58.E　59.B　60.G　61.C　62.B
63.C　64.E　65.A　66.E　67.A
68.C　69.D　70.A　71.H　72.F
73.A　74.A　75.E　76.C

三、X型题

77.A，B，C，D

78.D，E（答案分析：暑邪可闭神、动风，但不一定比火热证发病更急更快、病情更为严重。故只D，E正确。）

79.C，D（答案分析：血虚风燥证、津亏肠燥证由血虚、阴津亏损所致，属"内燥"范畴。故只C，D正确。）

80.A，B，C，D，E　81.B，C，D，E

82.A，C，D，E（答案分析：悲则气消，神气涣散，意志消沉，故悲证应见悲哀好哭，精神萎靡，疲乏无力，面色惨淡等，而不是头晕腹胀、举止失常，故除B外，其余均正确。）

83.A，D，E（答案分析：脘腹痞胀，水声辘辘，泛吐清水，为饮证的表现；水肿按之凹陷不起，为水停证的表现。故正确为A，D，E。）

84.A，C，E

85.B，C，D，E〔答案分析：除面赤如妆，多见于戴阳证（真寒假热证）外。B，C，D，E均是。〕

四、是非题

86.N（辨证所确定的病因属辨证学范畴。）

87.Y（寒则凝，热则壅，两者均可使血液运行不畅而致瘀。）

88.N（干燥症状既可见于津液亏虚，还可见于血虚证及外燥证等。）

89.N（亡阳证的病因不仅是阳虚进一步发展，阴寒至极暴伤阳气，或大汗、大出血均可见。）

五、填空题

90.下水，衣单，露宿，食生，饮冷

91.暑伤津气，暑湿袭表，暑闭气机，暑闭心神

92.表湿，里湿；风湿，寒湿，暑湿，湿热

93.皮肤，口（唇），鼻（眼），咽喉，舌苔，大便

94.气血的亏虚，气虚，血虚；气血运行障碍，气滞，血瘀

95.气虚的表现，疲乏、气短、脉弱；"不固"的证候特征，自汗、二便失禁、遗精

96.疼痛，肿块，出血，色脉改变

97.痰证，饮证，水停证，湿证

98.癫，狂，痴，痫，神昏；瘰疬，瘿瘤，乳癖，痰核

99.肢厥身凉，息微欲绝

100.舌红少苔或少津，细数

101.肢体困重酸痛；脘腹痞胀、呕恶便溏

102.热盛动血，局部血行壅滞

103.气虚、气陷、气不固、气脱

六、简答题

104.风淫证指风邪侵袭人体肤表、经络，卫外机能失常，表现出符合"风"性特征的证候。其辨证依据是新起恶风、微热、汗出、脉浮缓，或突起风团、瘙痒、麻木、肢体关节游走疼痛、面睑浮肿等。

105.因多食油腻、嗜酒、饮冷等而致脾失健运，水液不能正常输布而化为湿浊，称为湿浊内生。其症以脘腹痞胀，呕恶便溏为主。

106.外燥证是指外界气候干燥，耗伤津液，以皮肤、口鼻、咽喉干燥等为主要表现的证候。内燥证是指由于血虚、阴亏、津

伤等导致机体失于濡润而出现的干燥证候。前者因于外感，属外燥；后者因于内伤，属内燥。

107. "伤寒证"是指寒邪外袭于肤表，阻遏卫阳，阳气抗邪于外所表现的表实寒证。其主要表现为恶寒、头身疼痛、无汗、苔白、脉浮紧等。

108. "中寒证"是指寒邪直接内侵脏腑、气血，遏制及损伤阳气，阻滞脏腑气机和血液运行所表现的里实寒证。其辨证依据有新起恶寒，四肢厥冷，患部拘急冷痛，无汗，口不渴，小便清长，面白或青，苔白，脉沉紧甚至脉伏等症。

109. 指外感火热邪毒，阳热内盛所致的实热证候。其辨证依据是新病突起，病势较剧，以发热、口渴、便秘、尿黄、舌红或绛、苔黄干、脉数有力等为主要表现。

110. 暑淫证是指感受暑热之邪，耗气伤津，以发热口渴、神疲气短、心烦头晕、汗出、小便短黄、舌红苔黄干等为主要表现的证候。常见暑淫证有暑伤津气证、暑湿袭表证、暑闭气机证、暑闭心包证、暑热动风证等。

111. 元气不足，气的推动、固摄、防御、气化等功能减退，或脏器组织的机能减退，以气短、乏力、神疲、脉虚等为主要表现的虚弱证候。

112. 呼吸微弱而不规则，汗出不止，口开目合，全身瘫软，神识朦胧，二便失禁，面色苍白，口唇青紫，脉微，舌淡，舌苔白润。

113. 指血液亏虚，不能濡养脏腑、经络、组织所表现的虚弱证候。面色淡白或萎黄，眼睑、口唇、舌质、爪甲色淡白，脉细等为主要临床表现。

114. 指突然大量出血或长期反复出血，血液亡脱。其辨证依据是，有血液严重损失的病史，以面色苍白、脉微或芤为主要表现。

115. 血脱可导致亡阳。两证均可见面色苍白，脉微欲绝；亡阳更见冷汗淋漓，肌肤不温，四肢厥冷等。

116. 气滞证是指人体某一部分或某一脏腑、经络的气机阻滞，运行不畅所表现的证候。临床常以胀闷、疼痛为其主要表现。

117. 胀痛、窜痛或攻痛；症状时轻时重；部位不固定；按之一般无形；随嗳气、肠鸣、矢气而减轻；随情绪变化而加重或减轻。

118. 气闭证指邪气阻闭神机或脏器、管窍，以突发昏厥或绞痛为主要表现的实性急重证候。其辨证依据是，以突发昏厥或绞痛、息粗、脉实为主要表现。

119. 指火热内炽，侵迫血分所致的实热证候，即血分的热证。以身热口渴、斑疹吐衄、烦躁谵语、舌绛、脉数等为辨证依据。

120. 病机为瘀血阻塞脉络，血不循经而溢出脉外。特点是出血反复不止，色紫暗，夹有血块，或便黑如柏油，妇女崩漏等。

121. 病位均在血分，均可见血瘀的证候。血寒证由寒致瘀，以寒为主，兼血瘀症状；血瘀证是各种原因导致的血行瘀阻，以瘀为主，不一定见寒象。

122. 指体内津液亏少，脏腑、组织、官窍失却滋润、濡养、充盈所表现的证候。辨证依据是以口渴尿少，口、鼻、唇、舌、皮肤、大便干燥等为主要表现。

123. 三者均有阴液亏虚的表现。外界燥邪耗伤津液所见证候属燥证；体内津液亏少而见干燥症状者，属津液亏虚证；阴液亏虚而有内热表现者，一般属阴虚证。

124. 痰证的临床表现多端，根据流注部位、影响脏腑功能变化的不同，表现如下：痰阻于肺——咳喘咯痰，胸闷痰鸣；痰停于胃——脘痞，泛恶、呕吐；痰扰心神——神昏，癫狂痫痴；痰阻经脉——肢体麻木，半身不遂；痰结局部——瘰疬瘿瘤，痰核乳癖，梅核气；舌脉——苔腻，脉滑。

125.指体内水液因气化失常而停聚所表现的证候。临床主要表现为：头面、肢体甚或全身水肿，按之凹陷不易起，或为腹水而见腹部膨隆，叩之音浊，小便短少不利，身体困重，舌淡胖，苔白滑，脉濡缓等。

126.亡阴指阴液极度衰竭欲脱的危重证候；亡阳指阳气极度虚衰欲脱的危重证候。两者主要鉴别：亡阳证——汗质稀冷如水，肢厥身冷，面色苍白，脉微欲绝；亡阴证——汗黏如油，身热肢温，面赤颧红，脉细数疾无力。

127.忧思证常表现为情志抑郁，忧愁不乐，表情淡漠，胸闷胁胀，善太息，纳谷不馨，腹胀等。悲恐证常表现为善悲喜哭，精神萎靡，疲乏少力，面色惨淡；或胆怯易惊，恐惧不安，心悸失眠等。

七、判断说明题

128.（√）理由：因情志刺激而起病，当前病理变化则是气机阻滞。

129.（×）理由：寒邪束表证为伤寒证，寒邪客肺证为中寒证。

130.（√）理由：气虚机能减退，运化无权，推动无力，可导致营亏、血虚、阳虚、生湿、生痰、水停、气滞、血瘀，易感外邪等。

131.（×）理由：是因脏腑功能减退，机体失却阳气的温煦，不能抵御阴寒之气而寒从内生所致。

132.（×）理由：血虚证指血液亏少，不能濡养脏腑、组织，见面白舌淡等而无阳亢表现；阴虚证为阴不制阳，有面赤颧红等虚热表现。

八、论述题

133.病性辨证是在中医理论指导下，对病人所表现的各种症状、体征等进行分析、综合，从而确定疾病当前证候性质的辨证方法。

"病性"，指病理改变的性质，也就是病理变化的本质属性，或称为"病机"。由于病性是导致疾病当前证候的本质性原因，因而也有称病性为"病因"者。病因是指导致疾病发生的原始因素，如外感六淫、七情刺激、外伤、劳倦等，属于病因学、发病学的范畴；病性是当前证候的性质，如气虚、血瘀、湿热、痰饮等，属于诊断学、辨证学的范畴。

134.风邪袭表——汗出、恶风、脉浮缓。风邪袭肺——咳嗽、咽喉痒痛、鼻塞流清涕或喷嚏。风客肌肤——皮肤瘙痒、丘疹。风袭经络——肌肤麻木、口眼㖞斜，甚至颈项强直，口噤不开，四肢抽搐。风寒湿侵袭筋骨关节——肢体关节游走疼痛。风水相搏——突起面睑肢体浮肿。

135.火热证指外感火热邪毒，阳热内盛所表现的证候。新病突起，病势较剧，以发热、口渴、便秘、尿黄、舌红或绛、苔黄干、脉数有力等为主要临床表现。由火热所导致的病理变化，常见伤津耗液，甚至亡阴；火热迫血妄行而致各种出血；形成痈肿脓疡；致肝风内动，见抽搐、惊厥；火热闭扰心神，见神昏谵语等。

136.卫表不固——自汗，易感外邪。下元不固——遗精、崩漏、滑胎、二便失禁等。气不摄血——妇女崩漏及各种慢性出血症。

137.气逆证指气机失调，气上冲逆所表现的证候。常见于肺、胃、肝。肺气上逆，以咳嗽、呼吸喘促为主症；胃气上逆，以呃逆、呕恶、嗳气等为主症；肝气上逆，以头痛眩晕、甚至昏厥、呕血或咯血为主症。

138.四者均属体内水液停聚所形成的病理性产物，其形成均常与肺、脾、肾等脏腑功能失调和对水液的气化失常有关。"湿"无明显形质可见而呈"汽态"，弥漫性大，以肢体闷重酸困等为主要表现；"水"质清稀为液态，流动性大，以水肿、少尿为主症；"饮"是一种较水浊而较痰稀的液态病理产物，常停聚于某些腔隙及胃肠，以停聚处的症状为主要表现；"痰"的质地稠浊而黏，常呈半凝固乳胶状态，流动性小，多停于肺，但可随气流窜全身，见症复杂，一般有吐痰多的主症。湿、水、饮、痰本属一类，难以截然划分，且可相互转化、兼并，故又常互相通称。

139.血热证的出血，是由于火热内炽，侵迫血分，灼伤络脉，血溢脉外所致，多见于急性热病中，血色深红，或斑疹显露，并见实热证候。瘀血证的出血，是由于瘀血阻塞脉络，血液不循常道而溢出脉外，其特点是出血紫暗，夹有血块，常伴见瘀阻之征；气不摄血证的出血，是由于气虚统摄无权，血离经而外溢所致，多见于慢性病中，血色淡而质稀薄，常伴气虚之症。

140.均属虚证，但有寒热之分，阴虚、亡阴有热象，属热证；阳虚、亡阳有寒象，属寒证。阴虚是阴液不足，可发展导致亡阴；阳虚是阳气不足，可发展导致亡阳。前者属阴阳偏衰，后者属阴阳竭脱。阴虚、阳虚多见于慢性虚证，病程较长；亡阴亡阳多见于危重病后期，也可见于高热、大汗、剧烈吐泻和大失血后，属阴液暴竭或阳气暴脱的危重证候，病程较短，病情急重，不及时抢救则可死亡。

九、病案分析题

141.原始病因为感受寒邪；辨证之病因为"热"。患者因感寒而发病，发热不恶寒，咳喘胸痛，口渴舌红，脉滑数等症为寒邪入里化热所致。

142.本病为中暑，现为暑伤津气证。患者因感受暑邪，暑闭心神则见发热、昏倒、汗出不止。虽神识已清，但炎热升散之暑性并未全除，暑邪耗气伤津，故见口渴，疲乏，尿黄，舌红，脉虚数等症。

143.病因为蛔虫，伤食；病性为气逆，气闭；病位在胃。患儿呕出蛔虫，说明素有虫积，加之饮食不慎，致使胃脘气机逆乱，气机阻闭不通则发脘腹绞痛，脉弦；胃气上逆则恶心呕吐，吐出食物、痰涎、蛔虫；因系蛔虫、伤食所致，病在胃脘，为新病突起，食积未化热，故无寒热等证候，舌象无异。

144.病名为痫病；证属风痰闭神证。"痫"者，间歇性发作之义，患者有类似发作病史，又有昏迷吐痰沫，间时自醒的特点，故应考虑为痫病。此次发病由肝风挟痰浊上逆，阻闭心神而为。卒然昏倒，不省人事，双目凝视为痰阻心神，神明失常之症；手足强直，抽搐为肝风内动之征；口吐痰沫，喉中痰鸣，苔白滑，为痰阻之征。

145.诊断属亡阳证。患者因持续、剧烈腹泻，致使阴液暴伤而阳随阴脱。阳气极度衰微而欲绝，温煦、固摄、推动失职，故见突然冷汗淋漓，面色苍白，四肢厥冷，气息微弱，舌淡苔白润，脉浮数无根等亡阳证之见症。

第九章　　脏腑辨证

🖊习题

一、A型题

1. 心阴虚证的临床表现中最不容易见到的症状是：（　　）
   - A. 失眠多梦　　　B. 心悸心烦
   - C. 面白舌淡　　　D. 五心烦热
   - E. 脉象细数

2. 下列哪项是诊断心阳虚证最主要的依据？（　　）
   - A. 自汗气短神疲
   - B. 心悸形寒肢冷
   - C. 头晕眼花胸闷
   - D. 神疲困倦乏力
   - E. 面白失眠多梦

3. 根据下列哪项即可判断为心阳虚脱证？（　　）
   - A. 心悸怔忡　　　B. 冷汗肢厥
   - C. 头晕眼花　　　D. 心胸闷痛
   - E. 面色淡白

4. 烦躁不宁，打人毁物，不避亲疏，胡言乱语，舌质红，苔黄腻，应诊断为：（　　）
   - A. 痰热壅肺证　　B. 痰蒙心神证
   - C. 心火亢盛证　　D. 痰火扰神证
   - E. 阳明腑实证

5. 以闷痛为特点的心脉痹阻证的诱发原因是：（　　）
   - A. 痰阻心脉　　　B. 气滞心脉
   - C. 寒凝心脉　　　D. 热郁心脉
   - E. 瘀阻心脉

6. 心血虚证的临床表现中最易见到的症状是：（　　）
   - A. 颧红盗汗　　　B. 畏寒肢冷
   - C. 心胸憋痛　　　D. 唇舌淡白
   - E. 脉象细数

7. 心气虚证与心阳虚证的共见症状是：（　　）
   - A. 形寒肢冷　　　B. 面白神疲
   - C. 心悸气短　　　D. 脉细无力
   - E. 舌质淡白

8. 瘀阻脑络证的头痛特点是：（　　）
   - A. 巅顶冷痛　　　B. 绵绵隐痛
   - C. 痛如锥刺　　　D. 胀痛时作
   - E. 头脑空痛

9. 心气虚证最不容易见到的症状是：（　　）
   - A. 唇舌淡白　　　B. 失眠多梦
   - C. 眩晕健忘　　　D. 舌红脉数
   - E. 心悸怔忡

10. 下列哪项不是心病的常见症状？（　　）
    - A. 神识错乱　　　B. 失眠多梦
    - C. 心悸怔忡　　　D. 急躁易怒
    - E. 神昏健忘

11. 痰蒙心神证最不容易见到的症状是：（　　）
    - A. 神情抑郁　　　B. 狂躁妄动
    - C. 突然昏仆　　　D. 喃喃自语
    - E. 痴呆淡漠

12. 心火上炎最主要的临床特征是：（　　）
    - A. 口舌生疮　　　B. 心烦失眠
    - C. 发热口渴　　　D. 尿道灼痛

88

E．神昏谵语

13．下列哪项是诊断肺病最常见的症状？（　　）

A．胸闷胸痛　　　B．少气懒言

C．鼻塞流涕　　　D．咳嗽气喘

E．喉痒喉痛

14．肺气虚证咳喘的特点是：（　　）

A．咳喘痰多，色白清稀

B．咳喘无力，声低气短

C．咳喘胸闷，声高息涌

D．咳喘痰少，不易咳出

E．咳喘痰白，稠黏难咯

15．寒痰阻肺证的临床表现中不易见到的症状是：（　　）

A．形寒肢冷　　　B．咳嗽气喘

C．痰稀色白　　　D．舌苔白滑

E．脉象浮紧

16．壮热口渴，咳喘气粗，鼻翼煽动，尿短赤，舌红苔黄，脉数者，应诊断为：（　　）

A．痰热蕴肺证　　B．燥邪犯肺证

C．肺热炽盛证　　D．风热犯肺证

E．痰湿阻肺证

17．风水相搏证引起水肿的主要特征是：（　　）

A．水肿由下肢起

B．胸廓饱胀而满

C．单腹胀大膨隆

D．头面眼睑先肿

E．局限性水肿

18．胸胁胀满，咳嗽牵引疼痛，气短，苔白滑，脉弦，应诊断为：（　　）

A．燥邪犯肺证　　B．痰热壅肺证

C．寒痰阻肺证　　D．饮停胸胁证

E．风寒犯肺证

19．燥邪犯肺证中不容易见到的症状是：（　　）

A．咳痰带血　　　B．痰黏难咯

C．两颧潮红　　　D．唇咽干燥

E．恶寒发热

20．脾病最常见的临床症状是：（　　）

A．胃脘胀痛　　　B．嗳气呃逆

C．腹胀便溏　　　D．恶心呕吐

E．吞酸吐酸

21．脾阳虚证的临床表现中不易见到的症状是：（　　）

A．腹痛绵绵，喜温喜按

B．面白少华，口淡不渴

C．便溏不爽，色黄如糜

D．白带清稀，量多气腥

E．畏寒怕冷，四肢不温

22．下列哪项是诊断脾虚气陷证的主要症状？（　　）

A．脘腹重坠，食后更甚

B．食少腹胀，大便稀溏

C．头晕目眩，舌淡脉细

D．身倦乏力，少气懒言

E．五更泄泻，便质清冷

23．神疲乏力，面色萎黄，皮下紫斑，月经量多，舌淡，脉细无力，应诊断为：（　　）

A．脾气亏虚证　　B．脾不统血证

C．脾气下陷证　　D．脾阳亏虚证

E．寒湿困脾证

24．小便浑浊如米泔的症状容易见于下列何证？（　　）

A．脾气亏虚证　　B．脾阳亏虚证

C．脾不统血证　　D．脾虚气陷证

E．寒湿困脾证

25．下列哪项不是脾阳虚证的特征表现？（　　）

A．浮肿少尿　　　B．带下清稀

C．形寒肢冷　　　D．月经淋漓

E．久泄不止

26．身热不扬，汗出不解，容易见于下列哪证？（　　）

A. 脾气亏虚证　　B. 脾阳亏虚证
C. 脾气下陷证　　D. 湿热蕴脾证
E. 寒湿困脾证

27. 寒湿困脾证中难以见到的症状是：
（　　）

A. 黄色鲜明　　B. 腹胀便溏
C. 泛恶欲呕　　D. 肢体困重
E. 脉象濡缓

28. 脾不统血证的临床表现中不易见到
下列哪项？（　　）

A. 皮肤紫色斑块
B. 面白或萎黄
C. 头晕、目眩
D. 口臭龈肿齿衄
E. 疲乏、气短

29. 食少纳呆，腹胀便溏，神疲乏力，
少气懒言，舌淡苔白，脉虚，应诊断为：
（　　）

A. 脾阳亏虚证　　B. 寒湿困脾证
C. 脾不统血证　　D. 脾气亏虚证
E. 脾气下陷证

30. 下列哪项是脾气虚证与脾阳虚证的
鉴别症状：（　　）

A. 形寒肢冷　　B. 肢体浮肿
C. 食少便溏　　D. 身倦乏力
E. 腹胀腹满

31. 寒滞肝脉证的临床特点是：（　　）

A. 头晕目眩，胸胁胀闷
B. 少腹冷痛，睾丸坠胀
C. 脘腹冷痛，得温则减
D. 形寒肢冷，舌苔薄白
E. 阴囊湿疹，外阴瘙痒

32. 肝阳上亢证属于：（　　）
A. 上下俱虚证　　B. 上热下寒证
C. 上实下虚证　　D. 上虚下实证
E. 上下俱实证

33. 热极生风证中动风表现的特点是：
（　　）

A. 手足震颤　　B. 肢体麻木
C. 手足蠕动　　D. 四肢抽搐
E. 肌肉瞤动

34. 头痛烦躁，面红口苦，耳鸣胁痛，
尿黄便秘，舌红苔黄燥，脉弦数，应诊断
为：（　　）

A. 肝阳上亢证　　B. 肝火炽盛证
C. 肝胆湿热证　　D. 肝阴亏虚证
E. 肝风内动证

35. 肝气郁结证的临床表现中不易见到
下列哪个症状？（　　）

A. 时常太息　　B. 情志抑郁
C. 胸胁胀痛　　D. 手足蠕动
E. 咽部异物感

36. 肝血虚证的临床表现中不易见到的
症状是：（　　）

A. 肌肉瞤动　　B. 筋脉挛急
C. 颈项强直　　D. 手足震颤
E. 肢体麻木

37. 下列哪项不是肝病的常见症状？
（　　）

A. 头晕目眩　　B. 肢体震颤
C. 急躁易怒　　D. 少腹胀痛
E. 纳呆便溏

38. 头晕目涩，胁肋隐痛，面部烘热，
潮热盗汗，舌红少苔，脉弦细数，应诊断
为：（　　）

A. 肝火炽盛证　　B. 肝气郁结证
C. 肝胆湿热证　　D. 肝阳上亢证
E. 肝阴虚证

39. 手足拘急，肢体震颤，四肢麻木，
肌肉瞤动等动风表现，应诊断为：（　　）

A. 阴虚生风证　　B. 血虚生风证
C. 肝阳化风证　　D. 血燥生风证
E. 热极生风证

40. 下列哪项在肾阳虚证中不易见到？
（　　）

A. 肢厥下利，大便稀溏

B. 形寒肢冷，面白神疲

C. 滑精早泄，小便清长

D. 失眠多梦，腰膝酸软

E. 下肢水肿，按之凹陷

41. 肾气不固证的临床表现中不易见到的症状是：（ ）

A. 滑精早泄　　B. 胎动易滑

C. 余沥不尽　　D. 月经淋漓

E. 大便不爽

42. 小儿生长发育迟缓、成人早衰多见于：（ ）

A. 肾阳亏虚证　B. 肾虚水泛证

C. 肾气不固证　D. 肾阴亏虚证

E. 肾精不足证

43. 腰膝酸软，眩晕耳鸣，遗精早泄，舌红少苔，脉细数，应诊断为：（ ）

A. 肾阳亏虚证　B. 肾气不固证

C. 肾精不足证　D. 肾阴亏虚证

E. 肾虚水泛证

44. 肾虚水泛证水肿的部位多见于：（ ）

A. 头面肿甚　　B. 胸胁肿甚

C. 下肢肿甚　　D. 脐腹肿甚

E. 上肢肿甚

45. 胃阴虚证的临床表现中不易见到的症状是：（ ）

A. 胃脘灼痛　　B. 口燥咽干

C. 大便秘结　　D. 消谷善饥

E. 舌红少津

46. 下列哪项在大肠湿热证中不易见到？（ ）

A. 身热口渴　　B. 里急后重

C. 下痢脓血　　D. 舌红少苔

E. 脉象滑数

47. 胃脘隐痛，喜温喜按，食后痛减，畏寒肢凉，舌淡胖嫩，应诊为：（ ）

A. 胃气虚证　　B. 胃阳虚证

C. 寒饮停胃证　D. 脾气虚证

E. 脾阳虚证

48. 下列哪项一般不是胃气虚证的临床表现？（ ）

A. 胃脘冷痛喜温

B. 食少口淡不渴

C. 气短神疲乏力

D. 食后脘胀更甚

E. 舌淡苔白脉弱

49. 脘腹冷痛，痛势暴急，口吐清水，面青肢冷，苔白滑，脉沉紧，应诊断为：（ ）

A. 胃阳亏虚证　B. 寒饮停胃证

C. 胃气亏虚证　D. 食滞胃肠证

E. 寒滞胃肠证

50. 下列哪项不属胃热炽盛证的临床表现？（ ）

A. 胃脘灼痛　　　B. 消谷善饥

C. 龈肿齿衄　　　D. 舌红少苔

E. 便秘尿黄

51. 下列哪项是诊断肠热腑实证的主要依据？（ ）

A. 脉沉数，或沉实有力

B. 舌质红，苔黄厚而燥

C. 脐腹满痛，发热便秘

D. 汗出口渴，壮热脉洪

E. 神昏谵语，甚或狂乱

52. 寒饮停胃证最主要的临床表现是：（ ）

A. 脘腹痞胀　　B. 呕吐清水

C. 胃中振水声　D. 头晕目眩

E. 口淡不渴

53. 脘腹胀痛，走窜不定，嗳气、肠鸣、矢气后胀痛可减，应诊断为：（ ）

A. 食滞胃肠证　　B. 寒滞胃肠证

C. 虫积肠道证　　D. 胃肠气滞证

E. 寒饮停胃证

54. 大便干燥，艰涩难下，口臭头晕，舌红少苔，脉细数，应诊断为：（ ）

A. 肠燥津亏证　　B. 肠热腑实证
C. 虫积肠道证　　D. 胃肠气滞证
E. 肠道湿热证

55. 虫积肠道证不易见到的症状是：
（　　　）
A. 面部白色斑　　B. 白睛蓝斑
C. 皮下紫斑　　　D. 睡中龁齿
E. 唇内有粟粒样白点

56. 脘腹胀痛拒按，厌食，吞酸，呕吐酸腐，舌苔厚腻，脉滑，应诊断为：（　　　）
A. 食滞胃肠证　　B. 寒滞胃肠证
C. 胃热炽盛证　　D. 胃肠气滞证
E. 寒饮停胃证

57. 膀胱湿热证一般不见：（　　　）
A. 小便浑浊　　　B. 余沥不尽
C. 尿急短黄　　　D. 排尿灼痛
E. 小便频数

58. 惊悸失眠，头晕呕恶，胸胁胀闷，口苦吐痰，苔白腻，脉弦滑，应诊断为：
（　　　）
A. 肝火炽盛证　　B. 肝阳上亢证
C. 肝胆湿热证　　D. 胆郁痰扰证
E. 肝胃不和证

59. 心肾不交证最典型的表现是：
（　　　）
A. 眩晕耳鸣，腰膝酸软
B. 心悸怔忡，肢肿尿少
C. 心烦失眠，腰酸盗汗
D. 心悸失眠，头晕目眩
E. 嗜睡神疲，心悸肢肿

60. 心肾阳虚证最典型的表现是：
（　　　）
A. 心悸怔忡，肢肿形寒
B. 心中动悸，面白神疲
C. 腰膝冷痛，畏寒肢冷
D. 心胸憋痛，舌质暗淡
E. 心悸失眠，腰酸盗汗

61. 下列哪项是心肺气虚证最典型的临床表现？（　　　）
A. 咳喘痰多，动则尤甚
B. 喘息短气，呼多吸少
C. 咳喘无力，自汗畏风
D. 咯痰清稀，乏力神疲
E. 自汗乏力，喘咳心悸

62. 心脾气血两虚证最常见的症状是：
（　　　）
A. 心悸怔忡，神疲乏力
B. 食少腹胀，面色萎黄
C. 失眠多梦，舌质淡白
D. 心悸多梦，便溏舌淡
E. 心烦不寐，舌红少苔

63. 下列哪项是诊断心肝血虚证的主要依据？（　　　）
A. 心悸健忘，面白舌淡
B. 头晕目眩，月经停闭
C. 心悸多梦，视弱肢麻
D. 手足震颤，头晕目眩
E. 视物模糊，爪甲不荣

64. 根据下列哪项即可辨证为脾肺气虚证？（　　　）
A. 咳喘短气，食少便溏
B. 咯痰清稀，面白神疲
C. 纳少腹胀，身倦乏力
D. 肢体浮肿，舌淡脉弱
E. 气短而喘，声低懒言

65. 久病咳喘，呼多吸少，动则尤甚，腰膝酸软，舌淡紫，脉沉弱，应诊断为：
（　　　）
A. 肾气不固证　　B. 肺肾气虚证
C. 脾肺气虚证　　D. 心肺气虚证
E. 心肾不交证

66. 下列哪组症状是诊断肺肾阴虚证的主要依据？（　　　）
A. 咳嗽痰少，声音嘶哑
B. 腰膝酸软，骨蒸潮热
C. 咳痰带血，遗精盗汗

D. 舌红少苔，脉象细数

E. 颧红咽干，月经不调

67. 肝火犯肺证的主要临床表现是：
（　　）

A. 咳痰黄粘，甚则咯血

B. 头晕头胀，急躁易怒

C. 胸胁灼痛，咳痰带血

D. 舌红苔黄，脉象弦数

E. 面红目赤，烦热口苦

68. 下列哪项一般不属肝胃不和证的表
现？（　　）

A. 脘胁胀痛　　B. 抑郁不乐

C. 呃逆嗳气　　D. 腹胀便溏

E. 嘈杂吞酸

69. 在肝郁脾虚证的辨证中最有诊断意
义的是：（　　）

A. 腹痛欲泻，泻后痛减

B. 大便稀溏，肠鸣矢气

C. 胸胁胀痛，腹泻便溏

D. 情志抑郁，时时太息

E. 舌苔薄白，脉弦或缓

70. 最宜诊断为肝肾阴虚证的表现是：
（　　）

A. 腰酸耳鸣，梦遗盗汗

B. 舌红少苔，脉象细数

C. 眩晕胁痛，急躁易怒

D. 遗精盗汗，月经量少

E. 腰酸胁痛，眩晕潮热

71. 下列哪组症状最宜辨为脾肾阳虚
证？（　　）

A. 身肿泄泻，形寒舌淡

B. 腰膝酸软，下肢水肿

C. 食少腹胀，便溏肢冷

D. 舌淡苔白，脉象沉迟

E. 腹痛绵绵，肢体浮肿

72. 胁肋胀痛，口苦纳呆，寒热往来，
身目发黄，应诊断为：（　　）

A. 脾胃湿热证　B. 肝火炽盛证

C. 胆郁痰扰证　D. 肝胆湿热证

E. 肝气郁结证

二、B型题

A. 持续低热，手足蠕动，舌绛少
苔

B. 突然昏仆，半身不遂，口眼歪斜

C. 筋脉拘急，肌肉瞤动，肢体麻
木

D. 两目上视，角弓反张，高热神
昏

E. 突然昏倒，手足抽搐，口吐涎
沫

73. 痰蒙心神证的临床表现是：（　　）

74. 阴虚动风证的临床表现是：（　　）

75. 热极生风证的临床表现是：（　　）

A. 头痛，头晕，面红目赤，急躁
易怒，口苦，脉弦数

B. 头晕眼花，两目干涩，胁痛颧
红，舌红少苔，脉弦细数

C. 头痛而晕，面白神疲，心悸，
舌淡脉细

D. 头痛而晕，少寐，遗精盗汗，
舌红少苔

E. 头痛，眩晕，面红目赤，头重
脚轻，舌红少苔

76. 肝阳上亢证的临床表现是：（　　）

77. 肝阴虚证的临床表现是：（　　）

78. 肾阴虚证的临床表现是：（　　）

A. 肠燥津亏证　B. 胃阴亏虚证

C. 肠热腑实证　D. 胃肠气滞证

E. 胃热炽盛证　F. 寒滞胃肠证

79. 便秘，脘腹痞胀疼痛，矢气则减，
脉弦，应诊断为：（　　）

80. 便秘，脐腹硬满疼痛，日晡潮热，
舌红苔黄燥，应诊断为：（　　）

81. 便秘，胃脘灼痛，渴饮，舌红苔
黄，应诊断为：（　　）

93

82．大便干结，数日一行，舌红少津，脉细涩，应诊断为：（　　）

  A．肺热炽盛证　B．风热犯肺证

  C．燥邪犯肺证　D．痰热蕴肺证

  E．肺阴亏虚证

83．发热微恶风寒，咳嗽，痰黄而少，咽痛，苔薄黄，脉浮数，应诊断为：（　　）

84．咳嗽声哑，痰少而粘、难咯，潮热颧红，舌红苔少，脉细数，应诊断为：（　　）

85．高热，咳嗽气喘，口渴欲饮，舌红苔黄，脉数，应诊断为：（　　）

  A．心血虚证　　　B．心气虚证

  C．心阳虚证　　　D．心阴虚证

  E．心阳虚脱证

86．心悸头晕，失眠多梦，面色淡白，唇舌色淡者，此属：（　　）

87．心烦心悸，失眠多梦，舌红少苔，脉细数者，此属：（　　）

88．心悸怔忡，形寒肢冷，气短心痛，苔白滑，脉弱者，此属：（　　）

89．心悸怔忡，胸闷气短，精神疲乏，舌淡脉虚者，此属：（　　）

  A．心肾不交证　B．肾气不固证

  C．心脾两虚证　D．肾阴亏虚证

  E．肾精不足证

90．梦遗头晕，耳鸣，心烦而悸，舌红少苔，脉细数，应诊断为：（　　）

91．遗精，头晕目眩，形体干瘦，舌红少苔，脉细数，应诊断为：（　　）

92．滑精频作，神疲乏力，面色少华，舌淡苔白，脉沉弱，应诊断为：（　　）

  A．肝胃不和证　B．湿热蕴脾证

  C．肝火炽盛证　D．肝郁脾虚证

  E．肝经湿热证

93．脘腹痞胀，纳呆呕恶，身热不扬，汗出不减，应诊断为：（　　）

94．脘胁胀痛，吞酸嘈杂，呃逆嗳气，情绪抑郁，善太息，应诊断为：（　　）

95．带下色黄而臭，外阴瘙痒，舌红苔黄腻，应诊断为：（　　）

  A．心烦少寐，腰膝酸软，五心烦热，头晕耳鸣

  B．心悸怔忡，胸闷气短，咳嗽气喘，吐痰清稀

  C．心悸怔忡，形寒肢冷，肢体浮肿，唇甲青紫

  D．心悸怔忡，腹胀便溏，皮下出血，神疲乏力

  E．心悸健忘，失眠健忘，两目干涩，肢体麻木

96．心脾气血两虚证的临床表现是：（　　）

97．心肾阳虚证的临床表现是：（　　）

98．心肝血虚证的临床表现是：（　　）

  A．热结旁流，大便恶臭

  B．口吐清水，大便溏薄

  C．下痢脓血，里急后重

  D．下利清谷，完谷不化

  E．大便气酸腐秽臭

99．肠道湿热证的临床特点是：（　　）

100．肠热腑实证的临床特点是：（　　）

101．食滞胃肠证的临床特点是：（　　）

  A．肾阳亏虚证　B．肾气不固证

  C．肾虚水泛证　D．肾阴亏虚证

  E．肾精不足证

102．腰膝酸软而痛，眩晕耳鸣，五心烦热，辨证为：（　　）

103．腰膝酸冷，周身浮肿，按之没指，疲乏，辨证为：（　　）

104．小儿发育迟缓，成人早衰，男子精少，女子经闭，辨证为：（　　）

  A．脾阳亏虚证　B．脾虚气陷证

  C．寒湿困脾证　D．脾气亏虚证

E. 胃气亏虚证

105. 食少脘痞，食后胀甚，气短神疲，面色萎黄，舌淡脉弱，应诊断为：（　　）

106. 腹痛绵绵，食少腹胀，大便稀溏，形寒肢冷，舌淡胖，脉微，应诊断为：（　　）

107. 腹满痞闷，口腻纳呆，泛恶欲呕，肢体困重，舌苔白腻，脉濡缓，应诊断为：（　　）

    A. 咳嗽痰白清稀，恶寒发热

    B. 喘咳吐稀白痰，形寒肢冷

    C. 咳喘吐泡沫痰，心悸水肿

    D. 咳嗽气喘，痰稠量多易咯

    E. 咳嗽气喘息粗，痰黄稠粘

108. 寒痰阻肺证的临床表现为：（　　）

109. 风寒犯肺证的临床表现为：（　　）

    A. 胃气虚证　　B. 胃阳虚证

    C. 寒滞胃肠证　D. 寒饮停胃证

    E. 胃阴虚证

110. 胃脘冷痛，呕吐清水，夹有不消化食物，畏寒肢冷，应诊断为：（　　）

111. 恶心呕吐，脘腹冷痛，腹泻清稀，面青肢冷，苔白润，脉沉紧，应诊断为：（　　）

112. 脘腹痞闷，胃中有振水声，呕吐清水痰涎，苔白滑，脉沉弦，应诊断为：（　　）

三、X 型题

113. 心气虚证与心阳虚证的共见症是：（　　）

    A. 自汗气短　　　B. 畏寒肢冷

    C. 神疲乏力　　　D. 心悸怔忡

    E. 舌质紫暗

114. 下列哪些属于脾阳虚证与寒湿困脾证的共见症状？（　　）

    A. 白带清稀　　　B. 食少腹胀

    C. 大便溏稀　　　D. 身目发黄

    E. 肢体浮肿

115. 肝病的常见临床表现有哪些？（　　）

    A. 抑郁烦躁　　　B. 手足抽搐

    C. 胸闷胁胀　　　D. 头晕目眩

    E. 语言謇涩

116. 胃阴虚证与胃热证的共见症有哪些？（　　）

    A. 胃脘疼痛　　　B. 牙龈肿痛

    C. 便干尿少　　　D. 舌红苔少

    E. 消谷善饥

117. 大肠湿热证可有哪些临床表现？（　　）

    A. 腹痛里急

    B. 脘腹重坠，食入更甚

    C. 暴泻黄色稀水

    D. 身热口渴

    E. 舌红苔黄腻

118. 肝阳上亢证的临床表现常见：（　　）

    A. 腰膝酸软　　　B. 头痛目眩

    C. 急躁多怒　　　D. 面红耳赤

    E. 突然昏倒

119. 肾气不固的临床表现常见：（　　）

    A. 月经淋漓　　　B. 男子滑精

    C. 五更泄泻　　　D. 小便失禁

    E. 癃闭

120. 痰火扰神证的临床表现有哪些？（　　）

    A. 狂躁妄动　　　B. 发热气粗

    C. 精神抑郁　　　D. 喉间痰鸣

    E. 手足抽搐

121. 下列哪些是燥邪犯肺证与肺阴虚证的鉴别点？（　　）

    A. 干咳痰少　　　B. 口燥咽干

C. 潮热盗汗　　　D. 胸痛咳血

E. 发热恶风

122. 肝阳化风证的临床表现可见：（　　）

A. 高热抽搐　　　B. 头痛肢麻

C. 眩晕欲仆　　　D. 突然昏倒

E. 半身不遂

四、是非题

123. 心气虚证与心阳虚证均可见到畏寒肢冷的表现。（　　）

124. 肺气虚证容易见到自汗，恶风，反复感冒的表现。（　　）

125. 脾虚气陷证不能见到小便浑浊的症状。（　　）

126. 肝阳上亢属于上盛下虚，虚实夹杂的证候。（　　）

127. 膀胱湿热证可以见长期小便频数的症状。（　　）

128. 肾阴虚证既可见到月经量少、经闭，又可见到崩漏的表现。（　　）

129. 心肾阳虚证与脾肾阳虚证都能见到下肢水肿的表现。（　　）

130. 见到干咳无痰，不易咯出的表现，即可判断为肺阴虚证。（　　）

五、填空题

131. 心脉痹阻证的诱因是＿＿＿＿＿，＿＿＿＿＿，＿＿＿＿＿，＿＿＿＿＿。

132. 口舌生疮，赤烂疼痛常见于＿＿＿＿＿证。

133. 心阳虚证进一步发展可形成＿＿＿＿＿证。

134. 肺的病证中最为常见的症状是＿＿＿＿＿和＿＿＿＿＿。

135. 咳嗽痰白清稀，苔薄，脉浮紧，应诊断为＿＿＿＿＿证。

136. 风热犯肺证是以＿＿＿＿＿，＿＿＿

＿＿和＿＿＿＿＿共见为辨证要点。

137. 咳嗽气喘，痰白质黏，量多易咯，应诊断为＿＿＿＿＿证。

138. 胸胁饱满胀痛，咳嗽、转侧牵引作痛，应诊断为＿＿＿＿＿证。

139. 脾气虚，水谷失运表现的主要症状是＿＿＿＿＿，＿＿＿＿＿，＿＿＿＿＿。

140. 脘腹重坠，内脏下垂与气虚证共见，应辨为＿＿＿＿＿证。

141. 脾病虚证包括＿＿＿＿＿，＿＿＿＿＿，＿＿＿＿＿，＿＿＿＿＿四个证型。

142. 肝风内动证分为＿＿＿＿＿，＿＿＿＿＿，＿＿＿＿＿，＿＿＿＿＿四个证型。

143. 少腹、前阴、巅顶冷痛，应诊断为＿＿＿＿＿证。

144. 肝阳上亢证的性质为＿＿＿＿＿。

145. 男子阳痿早泄，女子宫寒不孕，多属于＿＿＿＿＿证。

146. 生长发育迟缓、早衰，生育功能低下，应辨为＿＿＿＿＿证。

147. 男子阳强易举，遗精，早泄多见于＿＿＿＿＿证。

148. 胃阴虚证在食欲方面表现的特征是＿＿＿＿＿。

149. 胃脘灼热疼痛的症状可见于＿＿＿＿＿证和＿＿＿＿＿证。

150. 小儿见面部白斑，或白睛蓝斑等症状，多考虑为＿＿＿＿＿证。

六、简答题

151. 心火亢盛证的常见临床表现有哪些？

152. 痰蒙心神证的常见临床表现有哪些？

153. 何谓瘀阻脑络证？

154. 心气虚证与心阳虚证有何异同？

155. 心血虚证和心阴虚证的临床表现有何异同？

156.肺气虚证的常见临床表现有哪些？

157.何谓风水相搏证？

158.何谓痰热壅肺证？

159.饮停胸胁证的常见临床表现是什么？

160.肺热炽盛证与痰热壅肺证有何异同？

161.何谓脾不统血证？

162.何谓脾虚气陷证？

163.寒湿困脾证的常见临床表现有哪些？

164.何谓湿热蕴脾证？

165.肝血虚证的常见临床表现是什么？

166.何谓肝阳上亢证？

167.何谓肝风内动证？

168.肝郁气滞证的临床表现有哪些？

169.肾阳虚证的临床表现有哪些？

170.何谓肾虚水泛证？

171.肾气不固的临床表现有哪些？

172.何谓肾精不足证？

173.胃阴虚证有何临床表现？

174.何谓寒滞胃肠证？

175.胃肠气滞证的常见临床表现是什么？

176.寒饮停胃证的临床表现有哪些？

177.何谓心肾不交证？常见临床表现有哪些？

178.何谓肝火犯肺证？常见临床表现有哪些？

179.肝肾阴虚证的常见临床表现是什么？

180.肝胃不和证的常见临床表现有哪些？

七、判断说明题

181.心火亢盛是由心阴不足，阴不制阳，心火偏亢所引起的证候。（　　）理由：

182.咳嗽痰中带血，是鉴别肺阴虚证与燥邪犯肺证的主要依据。（　　）理由：

183.脾不统血证可见月经淋沥不尽的表现。（　　）理由：

184.眩晕耳鸣，头目胀痛，面红目赤，急躁易怒，头重足轻，腰膝酸痛，舌红少津，脉弦有力，应诊断为肝火炽盛证。（　　）理由：

185.肾阳虚证既可见到面色淡白，又可引起面色黧黑。（　　）理由：

186.便闭而泻下青黑恶臭粪水，称热结旁流，是肠道湿热证的表现。（　　）理由：

187.膀胱湿热证的表现中可见到阴部潮湿，瘙痒，阴器肿痛等症状。（　　）理由：

188.心肾阳虚证与肾虚水泛证的主要区别在于有无头面水肿。（　　）理由：

八、论述题

189.寒湿困脾证与湿热蕴脾证的临床表现有何异同？

190.肝阳上亢证与肝火炽盛证的临床表现有何异同？

191.肝阳化风证与热极生风证的临床表现有何异同？

192.何谓心脉痹阻？不同诱因的特征性表现如何？

193.肺肾同病的证候有哪些，各有何临床表现？

194.肝血虚证与肝阴虚证的临床表现有何不同？

195.风热犯肺证、肺热炽盛证、痰热壅肺证的临床表现有何差异？

196.脾气虚证与脾阳虚证的临床表现有何不同？

197.胃阳虚证和脾阳虚证的临床表现有何异同？

198.胃阴虚证和胃热证的临床表现有

97

何异同？

199．心肾阳虚证、脾肾阳虚证、风水相搏证在水肿特征上有何不同？

200．怎样区分肾阴虚证与肾精不足证的临床表现？

201．寒滞胃肠证与胃肠气滞证的临床表现有何不同？

202．心肾不交证、肝火亢盛证、肝肾阴虚证的共见证候是什么？怎样区别？

九、病案分析题

203．男，63 岁，教师。5 年前因工作紧张而出现头痛、眩晕，逐日加重，曾服中、西药，疗效不显，近月病情加剧。现见眩晕耳鸣，头痛且胀，面红目赤，急躁易怒，口苦咽干，失眠多恶梦，腰膝酸软，头重脚轻，步履不稳，舌红少苔，脉弦细数而有力。要求：写出主诉，八纲结论，证候分析，证名。

204．男，19 岁，学生。2 天前因气候突变，出现恶风寒，发热，无汗，身痛，咳痰清稀等症。昨日起体温上升至 39.5℃，咳嗽加剧。就诊时见高热，咳喘胸闷，气粗，痰多色淡黄而黏、不易咯出，口渴思饮，烦躁不安，小便短黄，大便干结，舌红苔黄腻，脉滑数。要求：写出主诉，八纲结论，证候分析，证名。

205．女，37 岁，公务员。素体虚弱，纳呆食少，腹胀便溏，身倦乏力。半年前月经周期逐渐推迟，每次量少色淡，自觉头晕眼花，视力减退，失眠多梦，肢体麻木，屈伸不利，面色淡白，舌淡苔白，脉弦细。要求：写出主诉，证候分析，确定证名。

206．女，23 岁，学生。3 日前因过食冰冷食物，当晚即腹胀腹泻，夜不安卧，今日病情加重，前来诊治。现面色暗黄不泽，身重困倦，口淡不渴，口腻纳呆，恶心欲呕，脘腹胀满，大便泻下清稀如水，日行 7

~8 次，小便短少，舌淡红，苔白腻，脉迟缓。要求：写出主诉，八纲结论，证候分析，证名。

207．女，47 岁，教师。10 年前患感冒引起咳嗽，其后每年均有发作，反复不已。10 天前因家事不和，心烦作怒，咳嗽再起，痰中带血而前来就诊。现咳嗽连声不断，痰黄而黏，不易咯出，严重时痰中带血，咳时面红目赤，胸胁疼痛，口干苦，头晕头胀，小便短黄，大便干燥，舌红苔薄黄，脉弦数。要求：写出主诉，八纲结论，证候分析，证名。

208．男，38 岁，工人。平素喜食辛香燥辣食品，半年来时见胃脘疼痛，曾服温胃散寒止痛药无效，近半月来胃痛复发而来就诊。现见体瘦，胃脘隐痛，心下有灼热感，饮食稍有不慎，或略为多食，则脘痞不舒，嗳气时作，知饥但不思食，口燥咽干，小便短少，大便干结，舌红少津，脉细数。要求：写出主诉，八纲结论，证候分析，证名。

209．男，34 岁，职员。3 年来右胁下疼痛反复发作，前晚因朋友聚会，饮酒过多，右胁下疼痛再度发作，剧痛难忍，前来门诊。现见右胁下灼痛，持续不解，痛剧难忍，厌食腹胀，口苦，泛恶欲呕，便溏不爽，日行 2～3 次，寒热往来，小便短赤，舌红，苔黄腻，脉滑数。要求：写出主诉，八纲结论，证候分析，证名。

210．男，32 岁，农民。2 年前因受寒，出现咽喉疼痛而突然眼睑浮肿，继则全身皆肿，曾住院 2 次，水肿仍反复发作。近半月来腰以下肿明显，按之凹陷，面色淡白，四肢不温，畏寒，神疲，腰膝酸冷，久不欲食，食后腹胀，小便不利，舌质淡胖，苔白滑，脉沉弱。要求：写出主诉，八纲结论，证候分析，证名。

211．男，68 岁，退休工人。咳嗽气喘

5年余,经治未见明显好转。近月来自觉心悸不安,就诊时见面色淡白,咳喘气短,动则加剧,吐痰清稀,心悸胸闷,神疲乏力,自汗,头晕,舌质淡紫,脉沉细无力。要求:写出主诉,证候分析,确定证名。

212. 女,21岁,学生。3年来反复咳嗽,痰中带血,诊断为"肺结核"。就诊时见形体消瘦,两颧红赤,咳嗽阵作,胸痛,痰中带血,血色鲜红,口燥咽干,盗汗,腰酸耳鸣,舌红无苔,脉细数。要求:写出主诉,八纲结论,证候分析,证名。

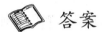 # 答案

一、A型题

1.C 2.B 3.B 4.D 5.A

6.D 7.C 8.C 9.D

10.D(答案分析:急躁易怒主要责之于肝阳、肝火,故D不是心病的常见症状。)

11.B

12.A(答案分析:虽心烦失眠、神昏谵语也都有心火上炎的病机,但心火上炎主要是指A口舌生疮。)

13.D 14.B 15.E 16.C 17.D

18.D 19.C 20.C 21.C 22.A

23.B 24.D

25.D(答案分析:月经淋漓可因脾不统血所致,而不一定是脾阳虚,故D不是脾阳虚证的特征表现。)

26.D 27.A 28.D 29.D 30.A

31.B 32.C 33.D 34.B 35.D

36.C 37.E 38.E

39.B(答案分析:无热极、阴虚、阳亢、血燥的表现,而见拘急、震颤、麻木等症,故属B。)

40.D 41.E 42.E 43.D 44.C

45.D 46.D 47.B 48.A

49.E(答案分析:以脘腹冷痛为主症,故属E而不是B。)

50.D 51.C 52.C 53.D 54.A

55.C 56.A 57.B 58.D 59.C

60.A 61.E 62.D 63.C 64.A

65.B 66.C 67.C

68.D(答案分析:腹胀便溏一般是肝郁脾虚证的表现,故D不属肝胃不和证的表现。)

69.C 70.E 71.A 72.D

二、B型题

73.E 74.A 75.D 76.E 77.B

78.D 79.D 80.C 81.E 82.A

83.B 84.E 85.A 86.A 87.D

88.C 89.B 90.A 91.D 92.B

93.B 94.A 95.E 96.D 97.C

98.E 99.C 100.A 101.E 102.D

103.C 104.E

105.E(答案分析:以食少脘痞,食后胀甚为主要表现,故属E胃气亏虚证。)

106.A 107.C 108.B 109.A 110.B

111.C 112.D

三、X型题

113.A,C,D(答案分析:心阳虚证常由心气虚证进一步发展而来,两者皆见自汗气短、神疲乏力、心悸怔忡等心气虚证的临床表现。畏寒肢冷为阳虚独见,舌质紫暗为心脉痹阻。故为A,C,D。)

114.A,B,C,E(答案分析:脾阳虚证与寒湿困脾证均有脾失温运的临床表现,可见白带清稀、食少腹胀、大便溏稀、肢体浮肿。身目发黄,为寒湿困脾证见症,故为A,B,C,E。)

115.A,B,C,D(答案分析:语言謇涩的病位主要在心神,而A,B,C,D均

是。)

116.A，C（答案分析：消谷善饥、牙龈肿痛为胃热证的见症；舌红苔少为胃阴虚证的见症。故为A，C。）

117.A，C，D，E

118.A，B，C，D（答案分析：突然昏倒，系肝阳化风证的表现，故只有A，B，C，D。）

119.A，B，D

120.A，B，D（答案分析：精神抑郁见于肝郁气滞证；手足抽搐见于肝风内动证。故可见A，B，D。）

121.C，E（答案分析：发热恶风为燥邪犯肺证的临床表现；潮热盗汗只见于肺阴虚证。故为C，E。）

122.B，C，D，E（答案分析：高热抽搐系热极生风证的临床表现。故为B，C，D，E。）

四、是非题

123.N（心气虚证一般无畏冷肢凉。）

124.Y（肺气亏虚，卫外不固，故易见自汗等症。）

125.N（脾气下陷，清浊不分，可见小便浑浊。）

126.Y（肝阳亢于上，肾阴亏于下，故属上盛下虚，虚实夹杂之证。）

127.N（长期小便频数一般不属实证的膀胱湿热。）

128.Y（阴虚而冲任不充，故有经量少、经闭；阴虚火旺，迫血妄行，则见崩漏。）

129.Y（肾阳虚水泛，水气凌心，必有水肿；脾阳虚失运，肾阳虚不主水，故见水肿。）

130.N（燥邪犯肺证亦常见干咳无痰等症。）

五、填空题

131.气滞，血瘀，痰阻，寒凝

132.心火上炎/心火亢盛

133.心阳虚脱证

134.咳嗽，气喘

135.风寒犯肺

136.咳嗽，痰少色黄，风热表证

137.痰浊阻肺/寒痰阻肺

138.饮停胸胁

139.食少，腹胀，便溏

140.脾虚气陷

141.脾气虚证，脾阳虚证，脾虚气陷证，脾不统血证

142.肝阳化风证，热极生风证，阴虚动风证，血虚生风证

143.寒滞肝脉

144.上盛下虚

145.肾阳虚

146.肾精不足

147.肾阴虚

148.饥不欲食

149.胃阴虚，胃热炽盛

150.虫积肠道

六、简答题

151.发热，口渴，心烦，失眠，尿黄，便秘，面红，舌尖红绛，苔黄，脉数。甚或舌赤生疮、溃烂疼痛；或见尿黄赤涩、灼热疼痛；或见吐血衄血；或见狂躁谵语、神志不清。

152.可见神情痴呆，意识模糊，甚则昏不知人，或神情抑郁，表情淡漠，喃喃独语，举止失常。或突然昏仆，不省人事，口吐涎沫，喉有痰声。并见面色晦暗，胸闷，呕恶，舌苔白腻，脉滑等症。

153.指瘀血犯头，阻滞脑络，以头痛、头晕及瘀血症状为主要表现的证候。

154．共同点——同属阳气不足的证候，均可见心悸、气短、胸闷等症。不同点——心气虚证疲乏等症表现明显，寒象不显；心阳虚证则畏冷肢凉、色晦暗等症明显。

155．共同点——同属阴血不足的证候，均有心、心神失养的病机，均可见心悸，失眠多梦等症。不同点——心血虚证以血失濡养为特征，以面、唇、睑、甲、舌颜色淡白为特征，无明显热象。心阴虚证以阴失滋润，虚热内扰为特点，面、唇、颧、舌色红，有明显的烦热失眠、潮热盗汗等虚热表现。

156．咳喘无力，气短而喘，动则尤甚，咯痰清稀，声低懒言，或自汗畏风，易于感冒，神疲体倦，面色淡白，舌淡苔白，脉弱。

157．指风邪外袭，肺卫失宣，水湿泛溢肌肤，以突起头面浮肿及卫表症状为主要表现的证候。

158．指痰热交结，壅闭于肺，肺失清肃，以发热、咳喘、痰多黄稠等为主要表现的证候。

159．胸廓饱满，胸胁胀闷或痛，咳嗽，气喘，呼吸、咳嗽或身体转侧时牵引胁痛，或有头目晕眩，舌苔白滑，脉沉弦。

160．共同点——均有热邪犯肺的病机，均见咳嗽气喘、气粗息涌、鼻翼煽动等表现，均属里实热证。不同点——肺热炽盛证只是邪热内炽，吐痰量少，痰的症状不显著；痰热壅肺证为痰热交结，是痰热俱盛，除热的证候外，还有咯吐多量黄稠痰，甚至咳吐脓血腥臭痰等痰热证候。

161．指脾气虚弱，不能统摄血行，以各种慢性失血为主要表现的虚弱证候。又名脾［气］不摄血证。

162．指脾气虚弱，中气下陷，以脘腹重坠、内脏下垂及气虚症状为主要表现的虚弱证候。又称脾［中］气下陷证。

163．脘腹胀闷，口腻纳呆，泛恶欲呕，口淡不渴，腹痛便溏，头身困重，或小便短少，肢体肿胀，或身目发黄，面色晦暗不泽，或妇女白带量多，舌体淡胖，舌苔白滑或白腻，脉象濡缓或沉细。

164．指湿热内蕴，脾失健运，以腹胀、纳呆、发热、身重、便溏不爽等为主要表现的湿热证候。又名中焦湿热证、脾经湿热证。

165．头晕眼花，视力减退或夜盲，或见肢体麻木，关节拘急，手足震颤，肌肉䐜动，或为妇女月经量少、色淡，甚则闭经，爪甲不荣，面白无华，舌淡，脉细。

166．指肝阳亢扰于上，肝肾阴亏于下，以眩晕耳鸣、头目胀痛、面红、烦躁、腰膝酸软等为主要表现的证候。

167．泛指因风阳、火热、阴血不足等所致，以肢体抽搐、眩晕、震颤等为主要表现，具有"风"的特点的证候。

168．情志抑郁，善太息，胸胁、少腹胀满疼痛，走窜不定。或咽部异物感，或颈部瘿瘤、瘰疬，或胁下肿块。妇女可见乳房作胀疼痛，月经不调，痛经。舌苔薄白，脉弦。病情常与情绪变化有关。

169．头目眩晕，面色㿠白或黧黑，腰膝酸冷疼痛，畏寒肢冷，下肢尤甚，精神萎靡，或性欲减退，男子阳痿早泄、滑精精冷，女子宫寒不孕，或久泄不止，完谷不化，五更泄泻，或小便频数清长，夜尿频多。舌淡，苔白，脉沉细无力，尺脉尤甚。

170．指肾的阳气亏虚，气化无权，水液泛溢，以水肿下肢尤甚、尿少、畏寒肢凉为主要表现的证候。

171．腰膝酸软，神疲乏力，耳鸣失聪；小便频数而清，或尿后余沥不尽，或遗尿，或夜尿频多，或小便失禁；男子滑精、早泄；女子月经淋沥不尽，或带下清稀量多，或胎动易滑。舌淡，苔白，脉弱。

172. 指肾精亏损，脑与骨、髓失充，以生长发育迟缓、早衰、生育机能低下等为主要表现的虚弱证候。

173. 胃脘嘈杂，饥不欲食，或脘胀不舒，隐隐灼痛，干呕，呃逆，口燥咽干，大便干结，小便短少，舌红少苔乏津，脉细数。

174. 指寒邪侵袭胃肠，阻滞气机，以胃脘、腹部冷痛，痛势急剧等为主要表现的实寒证候。又名中焦实寒证。

175. 胃脘、腹部胀满疼痛，走窜不定，痛而欲吐或欲泻，泻而不爽，嗳气，矢气，肠鸣，得嗳气、矢气后痛胀可缓解，或无肠鸣矢气而胀痛加剧，或大便秘结。苔厚，脉弦。

176. 常见脘腹痞满，胃中有振水声，呕吐清水痰涎，口淡不渴，眩晕，舌苔白滑，脉沉弦等症。

177. 指心与肾的阴液亏虚，阳气偏亢，以心烦，失眠、梦遗、耳鸣、腰酸为主要表现的虚热证候。又称为心肾阴虚阳亢［火旺］证。临床表现可见心烦失眠，惊悸健忘，头晕，耳鸣，腰膝酸软，梦遗，口咽干燥，五心烦热，潮热盗汗，便结尿黄，舌红少苔，脉细数。

178. 指肝火炽盛，上逆犯肺，肺失清肃，以胸胁灼痛、急躁、咳嗽痰黄或咳血为主要表现的实热证候。临床表现可见胸胁灼痛，急躁易怒，头胀头晕，面红目赤，口苦口干，咳嗽阵作，痰黄稠黏，甚则咳血，舌质红，苔薄黄，脉弦数。

179. 头晕，目眩，耳鸣，健忘，胁痛，腰膝酸软，口燥咽干，失眠多梦，低热或五心烦热，颧红，盗汗，男子遗精，女子月经量少，舌红少苔，脉细数。

180. 胃脘、胁肋胀满疼痛，走窜不定，嗳气，吞酸嘈杂，呃逆，不思饮食，情绪抑郁，善太息，或烦躁易怒，舌质红，苔薄

黄，脉弦。

七、判断说明题

181.（×）理由：心火亢盛证，不是虚热证，而是火热内炽，扰乱心神，迫血妄行，上炎口舌，热邪下移的实热证。

182.（×）理由：二证均可见到咳嗽痰中带血，故不是二者的鉴别依据。鉴别点主要是燥邪犯肺证有表证；肺阴虚证有虚热内扰的表现。

183.（√）理由：脾气虚弱，不能统摄血行，妇女常表现为月经淋沥不尽。

184.（×）理由：不是因肝火炽盛所致，而是肝阳亢扰于上，肝肾阴液亏损于下所致，故应诊断为肝阳上亢证。

185.（√）理由：阳气虚衰，不能推动气血上荣于面，故可见面色淡白。肾阳虚衰，阴寒内盛，气血运行不畅，则可见面色黧黑。

186.（×）理由："热结旁流"不是肠道湿热证的表现，而是因为肠道燥屎内积，邪热逼迫津液下泄，应诊断为肠热腑实证。

187.（×）理由：证属肝经湿热下注。膀胱湿热证以小便频数、急迫、灼热、短黄、涩痛等为主要表现。

188.（×）理由：头面水肿不是二证的鉴别要点。因二证均属阴水，均是腰部以下水肿比较明显。其区别在于心肾阳虚证有心悸怔忡的表现。

八、论述题

189. 共同点——均为脾失健运，均有湿邪内蕴，共见脘痞纳呆、呕恶便溏、头身困重等症。不同点——前者属寒湿，口淡不渴，大便溏薄，黄色晦暗如烟熏，苔白腻，脉濡缓；后者属湿热，渴不多饮，身热起伏，大便不爽，小便短黄，黄色鲜明如橘，苔黄腻，脉濡数。

190．共同点——均有阳热亢盛于上的病机，均可见头晕、面红、目赤、急躁、易怒等症。不同点——肝火上炎证纯属火热过盛的实证，多因火热之邪侵扰，或气郁化火所致，以发热口渴、便干尿黄、舌红脉数等热证为主要表现，不见下虚的症状，病程较短，病势较急；肝阳上亢证为用阳太过，阳亢耗阴，上盛下虚的虚实夹杂证，以眩晕、面赤、烦躁、头重脚轻、腰膝酸软等为主要表现，病程较长，病势略缓。

191．共同点——均有动风的表现。不同点——肝阳化风证有慢性病史，表现为眩晕欲仆，项强肢颤，或卒然昏倒，口眼歪斜，半身不遂等；热极生风证多为外感温热病邪，有高热神昏抽搐等症。

192．指瘀血、痰浊、阴寒、气滞等因素阻痹心脉，以心悸怔忡、胸闷、心疼为主要表现的证候。因瘀血阻滞心脉者，以刺痛、固定、舌质紫暗、脉细涩为特征；痰浊阻滞心脉者，以闷痛、体胖、痰多、困重、苔白腻、脉沉滑为特征；阴寒凝滞心脉者，以剧痛、畏寒肢冷、舌淡苔白、脉沉迟为特征；气滞心脉者，以胀痛、胁胀、善太息、脉弦为特征。

193．有肺肾气虚证和肺肾阴虚证。肺肾气虚证的临床表现是咳嗽无力，呼多吸少，短气而喘，动则尤甚，吐痰清稀，声低，乏力，自汗，耳鸣，腰膝酸软，或尿随咳出，舌淡紫，脉弱。肺肾阴虚证的临床表现是咳嗽痰少，或痰中带血，或声音嘶哑，腰膝酸软，形体消瘦，口燥咽干，骨蒸潮热，盗汗，颧红，男子遗精，女子经少，舌红少苔，脉细数。

194．肝血虚证面白无华，不见热象，视力减退、模糊、夜盲为主，其动风多为麻木，拘急，震颤，眴动；肝阴虚证有阵阵烘热，两颧潮红等明显的虚热表现，两眼干涩为主，其动风多为手足蠕动。

195．风热犯肺证——为肺卫失宣，有表热证的症状，咳嗽，痰少而黄，鼻塞，流浊涕，咽喉肿痛，发热，微恶风寒，口干渴，舌尖红，苔薄黄，脉浮数。肺热炽盛证——属里热炽盛，已无表证，发热，口渴，咳嗽，气粗而喘，鼻翼煽动，鼻息灼热，胸痛，或有咽喉红肿疼痛，小便短赤，大便秘结，舌红苔黄，脉洪数。痰热壅肺证——不仅里热炽盛，并有明显的痰热证候，咳嗽，咯痰黄稠而量多，胸闷，气喘息粗，甚则鼻翼煽动，喉中痰鸣，或咳吐脓血腥臭痰，胸痛，发热口渴，烦躁不安，小便短赤，大便秘结，舌红苔黄腻，脉滑数。

196．脾气虚证以运化失常，水谷不化，水湿不运，脏腑功能减退的症状为主，不见寒象。脾阳虚证是脾气虚证的进一步发展，除能见到脾气虚证的所有表现外，还有脾失温运，虚寒内生的病机，常见脘腹隐痛、喜温喜按、形寒肢冷等明显虚寒之象的表现。

197．共同点——均为阳气虚失于温煦的病机，均见脘腹隐痛，喜温喜按，饮食减少的表现，同属虚寒证。

不同点：脾阳虚证以脾失健运的病机为主，胀或痛的部位侧重于大腹，兼腹胀，便溏，水肿，白带量多等脾失健运和水湿不化的表现；胃阳虚证以受纳腐熟功能减退、胃失和降的病机为主，胀或痛的部位侧重于胃脘，兼脘痞隐痛、嗳气等症明显。

198．共同点——均有胃失和降的病机，均可见脘痛、口渴、便干、脉数等症。不同点——胃阴虚证为虚热证，症见饥不欲食，舌红少苔，脉细数；胃热证为实热证，症见消谷善饥，并可见口臭，牙龈肿痛溃烂，齿衄等症，舌红苔黄，脉滑数。

199．心肾阳虚证——以下肢肿胀明显，按之凹陷不起，同时兼有心悸怔忡的表现。脾肾阳虚证——亦以下肢肿胀明显，按之凹陷不起，但兼症为纳呆食少，腹满便溏等症。风水相搏证——眼睑头面先肿，继而遍及全身，上半身肿甚，来势迅速，皮肤薄而发亮。

200．肾阴虚证——腰膝酸软，耳鸣，齿松发脱，男子遗精、早泄，女子经少或经闭、崩漏，失眠，健忘，咽干，体瘦等肾虚证候；五心烦热，潮热盗汗，骨蒸，舌红少津，少苔无苔，脉细数阴虚内热的表现。肾精不足证——以小儿生长发育迟缓，身体矮小，囟门迟闭，智力低下，骨骼痿软；男子精少不育，女子经闭不孕，性欲减退；成人早衰，健忘恍惚，呆钝，行动迟缓，舌淡，脉细弱；无明显热象。

201．寒滞胃肠证——暴急冷痛，喜温恶寒，恶心呕吐，或口泛清水，腹泻清稀，或腹胀便秘，面白或青，形寒肢冷，舌苔白润，脉紧或沉紧。胃肠气滞证——胀满疼痛，走窜不定，嗳气，肠鸣，矢气，得气行而缓解，或无肠鸣、矢气而胀痛加剧，苔厚，脉弦。

202．共见证候——肾阴虚损。区别——心肾不交证有心烦失眠，惊悸健忘，头晕耳鸣等心火上炎的表现；肝火亢盛证有眩晕耳鸣，头目胀痛，面红目赤，急躁易怒等肝阳升发太过的表现；肝肾阴虚证有肝阴不足，肝络失养的胁痛，水不涵木，肝阳上扰的头晕目眩，耳鸣健忘等表现。

九、病案分析题

203．主诉——眩晕、头痛5年，加重月余。八纲——里证，热证，虚实错杂证，阳证。分析——因工作紧张而肝气郁结，肝阳亢逆，气血上冲而引起头痛、眩晕。气血上逆，血脉充盈，则面红目赤，头胀而痛；肝气亢奋，心神不宁，故见急躁易怒，失眠多恶梦；阳热伤津，则口苦咽干；肝肾阴亏于下，腰膝失养，则腰膝酸软；上盛下虚，则耳鸣，头重脚轻，步履不稳。舌红少苔，

脉弦细数有力，是阴虚阳亢之征。证名——肝阳上亢证。

204．主诉——发热、咳嗽3日，加剧1日。八纲——里证，热证，实证，阳证。分析——因外感风寒，肺卫失宣而现恶风寒，发热，无汗身痛，咳痰清稀等风寒犯肺证的表现。现寒从热化，邪热炽盛，故见高热；热邪迫肺，炼津为痰，肺失宣降，则咳喘胸闷，气粗，痰多色淡黄而黏，不易咯出；热扰心神，则烦躁不安；热盛伤津，则口渴思饮，小便短黄，大便干结。舌红苔黄腻，脉滑数，为痰热壅肺之征。证名——痰热蕴肺证。

205．主诉——月经推迟、量少半年。分析——素体虚弱，脾虚失运，而见纳呆食少，腹胀便溏，身倦乏力。脾虚生化之源不足，肝失血养，冲任二脉失充，故月经推迟，量少色淡；血虚不能上养头目，则头晕眼花，视力减退，面色淡白；肝失血养，神不安宁，则失眠多梦；血虚，肝经筋膜失养而挛急，则肢体麻木，屈伸不利。舌淡，脉细，为血虚之征。证名——肝血虚证。

206．主诉——腹泻3日。八纲——里证，实证，寒证，阴证。分析——起病暴急，因过食生冷致病。寒湿内阻脾胃，脾失健运，清浊不分，水湿下走大肠，故泄泻清稀如水，而小便短少；寒湿内困，胃失和降，则口淡不渴，口腻纳呆，泛恶欲吐；湿困脾气郁滞，则脘腹胀满，面色暗黄不泽，身重困倦。苔白腻，脉迟缓，为寒湿困脾之征。证名——寒湿困脾证。

207．主诉——咳嗽反复发作10年，加剧10天。八纲——里证，实证，热证，阳证。分析——素有咳嗽病史，此次因情志不遂，肝气郁滞，气郁化火，肝火犯肺而再度诱发。木火刑金，肺失肃降，肺气上逆，则咳嗽连声不断；热邪煎熬津液为痰，则痰黄而黏，不易咯出；热伤肺络，则痰中带血；

肝火上逆，则咳时面红目赤，胸胁疼痛，口干苦，头晕头胀；热盛伤津，则小便短黄，大便干。舌红苔薄黄，脉数，为火热之征。证名——肝火犯肺证。

208. 主诉——胃脘疼痛半年，复发半月。八纲——里证，虚证，热证，阳证。分析——平素喜吃辛辣刺激食物，积热伤阴，而致胃阴亏损。胃阴不足，虚热内生，热郁于胃，胃气失和，故胃脘隐痛、有灼热感；胃气滞塞，则脘痞不舒，嗳气时作；虚热在胃，腐熟增强，则有饥饿感，但胃失滋润，胃纳失权，故不欲食；胃阴虚，身体失于滋养濡润，则形体消瘦，口燥咽干，小便短少，大便干结。舌红少苔，脉细数，为胃阴不足之征。证名——胃阴虚证。

209. 胁痛反复发作3年，加剧2天。八纲——里证，实证，热证，阳证。分析——患者素有右胁疼痛病史，病位属肝。此次因饮酒而发，湿热蕴阻，肝胆疏泄失职，气机不畅，则右胁下灼痛，持续不解，痛剧难忍；湿热蕴肝，肝气横逆，克伐脾胃，纳运失职，则厌食腹胀，泛恶欲呕；湿热下注，则小便短赤，便溏不爽；湿热郁于少阳，正邪相争，则寒热往来；胆气上逆，则口苦。舌红，苔黄腻，脉滑数，为湿热内蕴之征。证名——肝胆湿热证。

210. 主诉——水肿反复发作2年，加重半月。八纲——里证，虚实错杂证，寒证，阴证。分析——患者2年前因风寒犯肺，风水相搏，从头面开始引起全身性水肿，病情迁延，伤及脾肾。脾肾阳虚，气化不行，水湿泛溢，则腰以下肿明显，按之凹陷，小便不利；阳虚失于温煦，则面色淡白，四肢不温，畏寒，神疲；腰为肾之府，肾阳虚失于温养，则腰膝酸冷；脾阳虚，失于运化，则久不欲食，食后腹胀；舌淡胖，苔白滑，脉弱，为脾肾阳虚之征。证名——脾肾阳虚证。

211. 主诉——咳嗽、气喘5年余，伴心悸月余。证候分析——以咳喘、心悸为主症，故病位在肺与心；全身有神疲、乏力、自汗、舌淡、脉弱等表现，乃气虚之症；肺气亏虚，主气司呼吸功能减退，宣降失调，则咳嗽气喘，吐痰清稀；心气亏虚，运血无力，心、面、舌失养，则心悸、面白、舌淡；气虚运血无力而血行不畅，则舌质淡紫。证名——心肺气虚证。

212. 主诉——反复咳嗽、痰中带血3年。八纲——里证、虚证（阴证），热证（阳证）。证候分析——形体消瘦，颧红盗汗，口燥咽干，舌红无苔，脉细数，为一派阴虚内热的表现；以咳嗽带血，胸痛为主症，为肺失肃降；又有腰酸、耳鸣，为肾失滋养，是病久由肺及肾的表现。证名——肺肾阴虚证。

第十章 其他辨证方法概要

习题

一、A型题

1. "六经辨证"是哪位医家创立的？
（ ）
    A. 华佗   B. 成无己
    C. 王叔和   D. 张机
    E. 张元素

2. 太阳中风证的主要脉症是：（ ）
    A. 恶寒发热，头项强痛，脉浮紧
    B. 发热恶风，头痛汗出，脉浮缓
    C. 发热恶寒，项背强痛，脉浮缓
    D. 发热恶寒，头痛汗出，脉浮数
    E. 发热恶寒，头痛汗出，脉浮缓

3. 恶寒发热，头身疼痛，无汗而喘，脉浮紧，宜诊断为：（ ）
    A. 太阳中风证   B. 上焦病证
    C. 卫分证   D. 太阳伤寒证
    E. 表虚证

4. 下列哪项不是太阳蓄水证的临床表现？（ ）
    A. 发热，恶寒，脉浮
    B. 口渴，水入即吐
    C. 大便色黑，少腹硬满
    D. 小便不利，小腹满
    E. 渴欲饮水，脉浮数

5. 鉴别蓄水证与蓄血证，下述哪项最有意义？（ ）
    A. 少胸硬满或不满
    B. 口渴引饮或不渴
    C. 小便自利或不利

    D. 神志不清或神清
    E. 脉象浮数或沉结

6. 阳明经证临床表现不具备下列哪项？（ ）
    A. 脉洪大   B. 身热汗出
    C. 口渴引饮   D. 大便泄泻
    E. 面赤气粗

7. 下列哪项是太阳中风证汗出的机理？（ ）
    A. 气虚不固，津液外泄
    B. 卫外不固，营不内守
    C. 外邪化热，迫津外泄
    D. 卫阳素虚，肌表不固
    E. 虚热内炽，蒸津外泄

8. 对于"胃家实"的含义，下列哪项认识最正确？（ ）
    A. 胃肠邪气盛实
    B. 胃腑燥结成实
    C. 胃肠燥热亢盛
    D. 肠中燥结成实
    E. 胃腑燥热亢盛

9. 少阳病的临床表现下列哪项是错误的？（ ）
    A. 寒热往来   B. 不欲饮食
    C. 胸胁苦满   D. 心烦喜呕
    E. 脉滑数

10. 少阴热化证的临床表现不包括下列哪项？（ ）
    A. 心烦不眠   B. 口燥咽干
    C. 脉细数   D. 舌尖红
    E. 胁下痞硬

11. 下列哪项是太阴病证的主要病机？（ ）

A. 脾肾阳虚，温化失权

B. 脾阳不振，机能减退

C. 脾阳不振，水饮不化

D. 脾阳虚弱，寒湿内生

E. 脾阳不振，湿郁化热

12. 下列哪项不见于太阴病证：（　　）

A. 口苦　　　B. 食不下

C. 四肢不温　D. 腹满而吐

E. 时腹自痛

13. 下列哪项是少阴寒化证"面赤"的病机？（　　）

A. 阳衰阴盛，格阳于上

B. 病情向愈，阳气来复

C. 寒郁化热，蒸腾于上

D. 卫阳郁闭，从阳化火

E. 表邪不解，阳气怫郁

14. 厥阴病证的主要病机是：（　　）

A. 上热下寒，寒热格拒

B. 上热下寒，寒热错杂

C. 正伤邪陷，寒热错杂

D. 表寒化热，上热下寒

E. 阴阳胜复，寒热错杂

15. 六经传变中"合病"的最确切涵义是下列哪项？（　　）

A. 由一经病证转变为另一经病证

B. 两经或三经同时出现的病证

C. 阳经病证与阴经病证同时并见

D. 一经病证同时兼有他经证候

E. 一经之证未罢又见他经病证

16. 在六经传变中，少阳病转变为厥阴病，称为：（　　）

A. 合病　　　B. 表里传

C. 循经传　　D. 直中

E. 越经传

17. 下列何证可见高热汗出，腹满硬痛，便秘，谵语，苔焦黄，脉沉实：（　　）

A. 脾胃湿热证　B. 阳明经热证

C. 阳明腑实证　D. 大肠湿热证

E. 痰火扰神证

18. 腹满而痛，腹泻，不欲食，宜诊断为：（　　）

A. 太阴病证　　B. 少阴病证

C. 阳明病证　　D. 少阳病证

E. 太阳病证

19. "卫气营血"辨证是哪位医家创立的：（　　）

A. 吴鞠通　　　B. 叶天士

C. 陈平伯　　　D. 薛生白

E. 吴又可

20. 下列哪项一般不属气分证的病位？（　　）

A. 肺　　　　　B. 胸膈

C. 肝肾　　　　D. 胃

E. 胆

21. 下列哪项不见于营分证？（　　）

A. 心烦不寐　　B. 口不甚渴

C. 舌质红绛　　D. 身热夜甚

E. 斑疹显露

22. 手太阴肺经的病变可归属于：（　　）

A. 卫分证　　　B. 气分证

C. 卫气分证　　D. 营分证

E. 营血分证

23. 身热，谵妄，斑疹，抽搐，舌深绛的主要病机是：（　　）

A. 阴虚阳亢，肝风内动

B. 营分热盛，引动肝风

C. 肝经热盛，肝风内动

D. 血分热盛，肝风内动

E. 津血亏虚，筋脉失养

24. 创立三焦辨证的医家是：（　　）

A. 吴鞠通　　　B. 薛生白

C. 王孟英　　　D. 叶天士

E. 刘河间

25. 三焦辨证所概括的病证哪项不对？（　　）

A. 手太阴肺的病变属上焦病证

B. 足阳明胃的病变属中焦病证

C. 手厥阴心包的病变属下焦病证

D. 足太阴脾的病变属中焦病证

E. 足少阴肾的病变属下焦病证

26. 三焦病证的传变，其中的"逆传"是指：（　　）

A. 阳明胃传入太阴肺

B. 太阴脾传入太阴肺

C. 从肺卫而传入心包

D. 阳明胃经传入心包

E. 中焦脾胃传入上焦

27. 下列哪项一般不属下焦病证？（　　）

A. 身热颧红　　B. 口燥咽干

C. 手足蠕动　　D. 耳聋

E. 时腹自痛

28. 十二经脉病证一般不包括下列哪项？（　　）

A. 经络循行部位的症状

B. 经络所属脏腑的症状

C. 多经合病的症状

D. 另条经络所见的症状

E. 与相表里经络的症状

二、B 型题

A. 寒邪袭表，郁遏卫气，损伤营阴

B. 风寒袭表，正邪交争，营卫失和

C. 风寒袭表，郁遏卫气，损伤营阴

D. 风寒外袭，卫外不固，营不内守

E. 风寒外束，卫阳被遏，毛窍闭伏

29. 太阳伤寒证的主要病机是：（　　）

30. 太阳中风证的主要病机是：（　　）

31. 太阳病的主要病机是：（　　）

A. 身热不扬　　B. 日晡潮热

C. 五心烦热　　D. 身热汗出

E. 往来寒热

32. 少阳病证的发热特点是：（　　）

33. 太阴湿热证的发热特点是：（　　）

34. 阳明腑实证的发热特点是：（　　）

A. 温热袭表，肺卫失宣

B. 邪热壅肺，肺气郁闭

C. 温邪入内，阳热亢盛

D. 热灼营阴，心神被扰

E. 温邪入血，动血动风

35. 卫分证的主要病机是：（　　）

36. 气分证的主要病机是：（　　）

37. 营分证的主要病机是：（　　）

A. 气分证　　　B. 气营同病

C. 营分证　　　D. 血分证

E. 营血同病

38. 发热咳嗽，心烦，汗出口渴，斑疹隐现，舌红，苔黄燥，属：（　　）

39. 身热夜甚，心烦神昏，斑疹隐隐，舌绛，脉细数，属：（　　）

40. 身热夜甚，躁扰不宁，斑疹显露，吐血衄血，舌深绛，属：（　　）

A. 肺与大肠　　B. 肝胆脾胃

C. 肺与心包　　D. 脾与胃

E. 肝与肾

41. 上焦病证的病位是在：（　　）

42. 中焦病证的病位是在：（　　）

43. 下焦病证的病位是在：（　　）

三、X 型题

44. 六经病中的"传经"有哪几种？（　　）

A. 逆经传　　　B. 表里传

C. 循经传　　　D. 内外传

E. 越经传

45. 下列哪些是厥阴病证的临床表现？（　　）

A. 饥而不欲食　B. 腹满而吐

C. 气上冲心　　D. 心中疼热

E. 消渴

46. 下列哪些属于上焦病证？（　　）

A．高热，神昏，谵语，舌謇

B．胸脘痞闷，身热便秘，苔黄腻

C．发热恶风，汗出，脉浮数

D．身热，咳嗽气喘，苔黄，脉数

E．口干咽燥，耳聋，脉虚大

47．潮热，腹满痛、拒按，便秘，尿黄，舌红，苔黄燥，脉沉实，可诊为：（　　）

A．胃热炽盛证　　B．阳明腑证

C．气分证　　　　D．肠热腑实证

E．中焦病证

四、是非题

48．六经病证的传变中，"合病"是指伤寒病一经之证未罢，又见他经病证。（　　）

49．持续低热，暮热早凉，五心烦热，手足蠕动，脉细数，按卫气营血辨证，属营分证热盛动风。（　　）

50．妇女月经不调、不孕、滑胎流产等，按经络辨证，常认为病在冲任。（　　）

四、填空题

51．太阳经证的主要脉症是_____、_____、_____。

52．因感邪的不同和体质的差异，太阳经证有_____证与_____证的区别。

53．阳明病的主要病机是_____。

54．少阳病证是以_____、_____等为辨证依据。

55．少阴病的病位主要是在_____、_____，主要脉症是_____、_____。

56．少腹急结，小便自利，大便色黑，为_____证的辨证依据。

57．阳明经证与阳明腑证的病机鉴别点是_____。

58．卫气营血辨证中，卫分证主_____

_____、邪在_____；气分证主_____，病在_____、_____、_____、_____、_____等脏腑。

59．营分证病位在_____与_____；血分证主要累及_____、_____、_____三脏。

六、简答题

60．何谓六经辨证？

61．太阳中风证的发病机理与临床表现是什么？

62．何谓太阳伤寒证？有何临床表现？

63．阳明病的基本病机是什么？如何分型？

64．少阴寒化证的病机与临床表现是什么？

65．少阳病的病位、临床表现与病机各如何？

66．何谓六经传变的"并病"、"合病"？

67．何谓卫气营血辨证？

68．卫气营血的传变规律是什么？

69．何谓"逆传心包"？其证候表现如何？

70．六经辨证与脏腑、经络的关系？

71．试述营分证的临床表现和病理特点。

72．何谓血分证？它有何病理特点？

73．何谓中焦病证？中焦病证如何分型？

七、判断说明题

74．卫气营血证候的病理性质均为实热证。（　　）理由：

75．有无汗出是鉴别太阳中风证与太阳伤寒证的重要依据之一。（　　）理由：

八、论述题

76．何为六经辨证的"循经传"？其顺

序如何？

77. 试述六经辨证、卫气营血辨证、三焦辨证之间的相互关系。

78. 阳明经证与阳明腑证的病机与临床表现有何不同？

79. 冲、任、督、带脉各主何病证？

九、病案分析题

80. 刘某，男，25岁，前日偶感风寒，恶寒，头身痛，无汗。继之发热，咳嗽，至夜间热势不减，烦躁不安，高热烦渴（40℃），大汗出，伴胸闷疼痛，神识欠清，烦躁谵语，舌红苔黄，脉洪数。要求用六经辨证作出诊断，并辨析其证候。

81. 王某，女，25岁，因不慎着凉，即起咳嗽，咯痰色黄，咽喉痒痛，口干欲饮，伴身热微恶寒，头痛，舌尖红，舌苔黄白而干，脉浮数。用卫气营血辨证作出诊断，并辨析其证候。

82. 胡某，男，3岁，麻疹高热4天，持续不退，疹色紫暗，烦躁不安，时有昏迷，咳嗽剧烈，鼻翼煽动，痰黏稠不易咯出，便秘溲赤，舌绛，苔黄，脉滑数。用卫气营血辨证作出诊断，并对其证候进行分析。

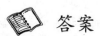 答案

一、A型题

1.D   2.B   3.D   4.C   5.C
6.D   7.B   8.C   9.E   10.E
11.D   12.A   13.A   14.B   15.B
16.B   17.C   18.A   19.B   20.C
21.E   22.C   23.D   24.A   25.C
26.C   27.E   28.D

二、B型题

29.E   30.D   31.B   32.E   33.A
34.B   35.A   36.C   37.D   38.B
39.C   40.D   41.C   42.D   43.E

三、X型题

44.B，C，E

45.A，C，D，E（答案分析：除"腹满而吐"属于太阴病证的主要表现外。A，C，D，E均是。）

46.A，C，D

47.B，C，D，E（答案分析：除胃热炽盛证外，一般无腹满拒按、便秘等燥实证候。故B，C，D，E均是。）

四、是非题

48.N（此为"传经"，"合病"是指两经或三经同时出现的病证。）

49.N（营分证一般无动风证候，此属血分证肝肾阴虚内热，筋脉失养而动风。）

50.Y（月经、生殖的病变常与冲任有关。）

五、填空题

51. 恶寒、头痛、脉浮

52. 太阳中风，太阳伤寒

53. 胃肠燥热/胃家实

54. 寒热往来、胸胁苦满

55. 心、肾，脉微细、但欲寐

56. 太阳蓄血

57. 肠中有无燥屎内结

58. 表，肺卫；里，胸、膈、胃、肠、胆

59. 心、心包；心、肝、肾

六、简答题

60. 六经辨证是以六经所系经络、脏腑

的生理病理为基础，将外感病过程中所出现的各种证候，综合归纳为太阳病证、阳明病证、少阳病证、太阴病证、少阴病证和厥阴病证等六类证候，用来阐述外感病不同阶段的病理特点，并指导临床治疗的辨证方法。

61．太阳中风证指以风邪为主的风寒之邪侵袭太阳经脉，以致卫阳浮于外，风性开泄，卫外不固，营不内守。以发热，恶风，汗出，脉浮缓等为主要临床表现。

62．太阳伤寒证是指以寒为主的风寒之邪侵犯太阳经脉，卫阳被遏，毛窍闭伏所表现的证候。临床表现为恶寒，发热，头项强痛，身体疼痛，无汗，脉浮紧。

63．阳明病的主要病机是阳热亢盛，胃肠燥热，即"胃家实"。阳明病分为阳明经证与阳明腑证两类。

64．病机是心肾阳气虚衰，阴寒独盛的虚寒证候。临床可见无热恶寒，但欲寐，四肢厥冷，下利清谷，呕不能食，或食入即吐，或身热反不恶寒，甚至面赤，脉微细。

65．少阳病属于半表半里证。以口苦，咽干，目眩，寒热往来，胸胁苦满，嘿嘿不欲饮食，心烦喜呕，脉弦为主要表现。病机为邪犯少阳胆腑，枢机不运，经气不利。

66．合病是指伤寒病不经过传变，两经或三经同时出现的病证。并病是指伤寒病凡一经病证未罢，又见他经病证者。

67．卫气营血辨证，是将外感温热病发展过程中，不同病理阶段所反映的证候，分为卫气证、气分证、营分证、血分证四类，用以说明病位的浅深、病情的轻重和传变的规律，并指导临床治疗的辨证方法。

68．一般有顺传和逆传两种形式。顺传——病变从卫分开始，依次传入气分、营分、血分。逆传——邪入卫分后，不经过气分阶段而直接深入营、血分。此外，尚有发病径见气分证；"卫气同病"；"气营两燔"或"气血两燔"等。

69．温毒极盛，病邪从肺卫直传入厥阴心包，称为逆传心包。临床表现为神昏谵语，舌謇，高热肢厥，舌质红绛等。

70．六经辨证虽主要是对伤寒病发展过程中产生的证候进行辨证，但与脏腑、经络关系密切，六经病证所表现的症状，以经络、脏腑病变为病理基础。三阳病证以六腑病变为基础，三阴病证以五脏的病变为基础。

71．营分证以身热夜甚，口不甚渴，心烦不寐，甚或神昏谵语，斑疹隐隐，舌质红绛无苔，脉细数为临床表现。以营阴受损，心神被扰为病理特点。

72．指温热病邪深入血分，为温热病深重阶段所表现的证候。以心、肝、肾病变为主，以耗血伤阴、动血、动风为病理特点。

73．中焦病证是指温热之邪侵袭中焦脾胃，邪从燥化和邪从湿化所表现的证候。主要分为阳明燥热证、太阴湿热证。

七、判断说明题

74．（×）理由：卫气营血证候多为实证、热证，但邪热炽盛，灼伤营阴，甚则耗血动血，可表现为虚热证。

75．（√）理由：太阳中风证以感受风邪为主，风性疏泄，腠理开泄，故见自汗；太阳伤寒证以感受寒邪为主，寒性收引，卫阳被遏，腠理闭郁，故无汗。

八、论述题

76．病邪自外侵入，逐渐向里发展，由某一经病证转变为另一经病证，称为"传经"，其中若按伤寒六经的顺序相传者，称"循经传"。顺序为：太阳病证→阳明病证→少阳病证→太阴病证→少阴病证→厥阴病证。

77．卫气营血与三焦辨证是针对温热病的辨证方法，六经辨证主要是针对伤寒病的辨证纲领。卫气营血和三焦辨证是在六经辨证基础上发展起来的，弥补了六经辨证的不足。卫气营血和三焦辨证是互相关联、互相交叉的，二者从纵与横的不同角度分辨外感温热病。

78.阳明经证是邪热亢盛，充斥阳明之经，弥漫全身，肠道尚无燥屎内结。表现为身大热，大汗出，大渴引饮，面赤心烦，舌苔黄燥，脉洪大。阳明腑证为阳明经证的进一步发展，邪热内盛与肠中糟粕相搏而成燥屎内结的证候。表现为日晡潮热，手足汗出，脐腹胀满疼痛，大便秘结，甚则神昏谵语，狂乱，舌苔黄厚干燥或起芒刺，甚则焦黑燥裂，脉滑数或沉实。

79.冲、任、督脉的病证，常与人的先、后天真气有关，并常反映为生殖功能的异常。如调理冲任可以治疗妇女月经不调、不孕、滑胎流产等。带脉环绕腰腹，其病常见腰脊绕腹而痛、子宫脱垂、赤白带下等。

九、病案分析题

80.初起为太阳伤寒证，现为阳明经证。邪入阳明，化热化燥，故身大热；邪热迫津，故大汗出；热盛伤津，故口渴引饮；热扰心神，故神昏谵语；舌红苔黄，脉洪数，为阳明热盛之象。

81.诊断属卫分证。因感受外邪，邪犯肌表，故发热微恶寒；邪气犯肺，肺失宣降，气逆于上则咳嗽；热灼津液故咯痰色黄；热灼咽喉，气血壅滞则咽喉痒痛；热邪伤津，故口干喜饮；舌尖红，苔黄白而干，脉浮数，为温热之邪初犯肺卫之征。

82.诊断属气血两燔证。邪热壅肺，肺失肃降则见咳嗽、咯痰，热结肠腑，腑气不通，故便秘，此为热在气分；热伤血络，血行缓滞，故见斑疹紫暗，血热扰神，故烦躁不安，甚则昏迷，此为热入营血；舌绛，苔黄，脉滑数，为气血两燔之征象。

第十一章 诊断思路与方法

🖊 习题

一、A型题

1.某些非特异性资料有机地组合在一起,可以成为:（　　）
　　A.必要性资料　B.偶见性资料
　　C.否定性资料　D.一般性资料
　　E.特征性资料

2.患者恶寒发热,头身疼痛,无汗,脉浮紧,与太阳伤寒证相符,此诊断思维方法是:（　　）
　　A.归纳法　　　B.类比法
　　C.演绎法　　　D.反证法
　　E.预测法

3.病、证的主症一般属于:（　　）
　　A.必要性资料　B.一般性资料
　　C.特征性资料　D.偶见性资料
　　E.否定性资料

4.下述哪项为"痰热闭神"的否定性资料?（　　）
　　A.昏迷不知人　B.语言不清楚
　　C.喉间有痰声　D.无发热面赤
　　E.苔黄腻脉滑

5.盗汗是阴虚证的:（　　）
　　A.必要性资料　B.特征性资料
　　C.一般性资料　D.偶见性资料
　　E.否定性资料

6.病人见大热,大汗,大烦渴,脉洪大,此属于:（　　）
　　A.一般性资料　B.偶见性资料
　　C.否定性资料　D.必要性资料
　　E.特征性资料

7.育龄期妇女停经,却身有病而"无邪脉",属何种资料?（　　）
　　A.一般性资料　B.特异性资料
　　C.否定性资料　D.必要性资料
　　E.偶见性资料

8.常用的诊断思维方法中,试探法属于:（　　）
　　A.类比法　　　B.模糊判断法
　　C.演绎法　　　D.反证法
　　E.其他思维方法

9.临床见头晕、眼花、头摇、肢体颤抖等症,常认为是"动风",此为:（　　）
　　A.类比法　　　　B.反证法
　　C.演绎法　　　　D.预测法
　　E.经验再现法

10.哪项不是影响病人如实准确反映病情最重要的因素?（　　）
　　A.年龄　　　　　B.性别
　　C.文化程度　　　D.表达能力
　　E.神志状况

11.下述哪项是病情不相一致的表现:（　　）
　　A.心阳虚见细数脉
　　B.阳虚见小便清长、自汗
　　C.阴亏见舌质裂纹
　　D.里实热见腹痛拒按、便秘
　　E.风痰阻络见舌短缩

12.类似证候难以鉴别时,可采用的辨证思维方法是:（　　）
　　A.归纳法　　　B.类比法
　　C.反证法　　　D.试探法
　　E.演绎法

113

13. 患者"动风"时并无发热的症状，不属下列哪项：（　　）

    A. 肝阳化风　　B. 血虚动风

    C. 阴虚动风　　D. 热极生风

    E. 慢脾惊风

14. 辨证中辨病位与病性的具体内容约为：（　　）

    A. 10 项　　　B. 60 项

    C. 90 项　　　D. 120 项

    E. 260 项

15. 心阳虚脱证，不含下列哪项？（　　）

    A. 病因　　　B. 病性

    C. 病候　　　D. 病位

    E. 病势

16. 下列表述哪项不正确？（　　）

    A. 每一病性概念都应有特定的证候表现

    B. 辨证主要是辨别病位与病性

    C. 任何规范的证名都必有病位

    D. 病性是指证候变化的本质属性

    E. 病性的概念有笼统与具体之分

17. 一个规范的证名，应不包括哪项？（　　）

    A. 病因　　　B. 病性

    C. 病候　　　D. 病位

    E. 病势

18. 凡是证名，必须有哪项？（　　）

    A. 病位　　　B. 病因病性

    C. 病势　　　D. 病情

    E. 病本

19. 身体困重、恶心、苔腻、脉滑，主要反映下列哪一项？（　　）

    A. 病名　　　B. 病性

    C. 病位　　　D. 病理连词

    E. 病势

20. 病人主诉头晕眼花，又见面色淡白、舌淡、脉沉细等体征，其辨证应倾向于：（　　）

    A. 痰湿内阻　　B. 心肝血虚

    C. 肝阳上亢　　D. 肾精亏虚

    E. 肝火上炎

21. 对病、证、症的关系，下述哪项不对？（　　）

    A. 病的全过程可出现不同的证

    B. 症是辨病与辨证的主要依据

    C. 同一证可见于不同的病中

    D. "证"可见于"病"的全过程

    E. "证"反映"病"的阶段特点

22. 下列哪项一般不属"层次性"病位的范畴？（　　）

    A. 胃肠　　　B. 太阳

    C. 气分　　　D. 卫分

    E. 少阳

23. 下列哪项是针对"证"进行治疗的？（　　）

    A. 止咳平喘　　B. 固精止遗

    C. 消积化疳　　D. 补气养血

    E. 接骨续筋

24. 微发热，不欲食，乏力，苔薄白，脉弦缓，此属何种病情资料？（　　）

    A. 一般性资料　B. 否定性资料

    C. 特征性资料　D. 偶见性资料

    E. 必要性资料

25. 下列哪项不属"空间性"病位的范畴？（　　）

    A. 胃　　　　B. 肾

    C. 胸膈　　　D. 少阳

    E. 胞宫

26. 辨内伤杂病一般应以下列哪种辨证方法为主？（　　）

    A. 表里辨证　　B. 八纲辨证

    C. 脏腑辨证　　D. 经络辨证

    E. 三焦辨证

27. 痰蒙心神证，不含下列哪项？（　　）

A. 病因病性　　B. 病位

C. 病理连词　　D. 病势

E. 病状

28. 下述哪项不是"疾病"所包括的内容？（　　）

　　A. 在一定病因作用下

　　B. 机体邪正相争

　　C. 阴阳失调

　　D. 表现若干特定症状

　　E. 某一阶段的本质

29. 下述哪项是病名？（　　）

　　A. 心肾不交　　B. 肠痈

　　C. 热痹　　　　D. 血瘀

　　E. 表寒

30. 下述哪一项为特征组合式病名？（　　）

　　A. 疫痢　　　　B. 麻疹

　　C. 鱼鳞风　　　D. 卒中风

　　E. 肺痈

31. 下述哪一项不是特征组合式病名？（　　）

　　A. 肺痿　　　　B. 胆胀

　　C. 火眼　　　　D. 羊痫风

　　E. 麻疹

32. 下述哪一项不是形象寓意式病名？（　　）

　　A. 崩漏　　　　B. 真心痛

　　C. 狐臭　　　　D. 花柳病

　　E. 狐惑

33. 常用的疾病分类方法不包含下列哪一项？（　　）

　　A. 病性分类法　B. 病状分类法

　　C. 病势分类法　D. 按科分类法

　　E. 病位分类法

34. 下述哪一项不是本质属性式病名？（　　）

　　A. 雀目　　　　B. 唇疗

　　C. 胁疽　　　　D. 黄胖病

E. 破伤风

35. 在特征组合式病名中，哪项属病位加病理命名？（　　）

　　A. 蛊胀　　　　B. 风疹

　　C. 肌痿　　　　D. 蛇头疔

　　E. 酒癥

36. 下列描述中哪项不对？（　　）

　　A. 中医病名比较精炼

　　B. 应当挖掘古代善名

　　C. 同一病可有多个病名诊断

　　D. 许多中医病名是科学的

　　E. 数病同存的多个诊断是允许的

37. 不属于病性类疾病的是：（　　）

　　A. 郁病类　　　　B. 厥病类

　　C. 痨病类　　　　D. 痛病类

　　E. 疫病类

38. 对辨病的下述认识哪项不对？（　　）

　　A. 判断病种

　　B. 确定病名

　　C. 把握全程规律

　　D. 认识特殊病因

　　E. 辨别证型

39. 下列哪项属于辨病论治？（　　）

　　A. 清热，解毒　B. 祛湿，化痰

　　C. 截疟，止痢　D. 活血，化瘀

　　E. 补血，养心

40. 下列哪项不属辨病论治？（　　）

　　A. 透疹　　　　B. 补肾

　　C. 安胎　　　　D. 去翳

　　E. 消痈

二、B 型题

　　A. 恶寒发热　　B. 头身疼痛

　　C. 无汗　　　　D. 间有咳嗽

　　E. 脉浮紧

41. 何为风寒表证的必要性资料？（　　）

42. 何为风寒表证的特征性资料?
（   ）

43. 何为风寒表证的一般性资料?
（   ）

44. 何为风寒表证的偶见性资料?
（   ）

    A. 类比法　　　B. 归纳法

    C. 演绎法　　　D. 反证法

    E. 模糊判断法

45. 当病情不复杂而表现又很典型时，常使用的辨证思维方法是：（   ）

46. 当病情表现复杂，或者病情资料很多时，最适用的辨证思维方法是：（   ）

47. 对病情进行由浅入深、由粗到精的层层深入分析的辨证思维方法是：（   ）

48. 对多种欠精确、非特征性的症状作综合分析，以明确诊断的思维方法是：
（   ）

    A. 前额痛　　　B. 侧头痛

    C. 后头痛　　　D. 颠顶痛

    E. 头部固定持久痛

49. 耳病疼痛的常见部位是：（   ）
50. 项痹等病的疼痛部位是：（   ）
51. 脑瘤等病的疼痛特征是：（   ）
52. 眼、鼻等病的疼痛部位是：（   ）

    A. 脏腑辨证　　B. 六经辨证

    C. 三焦辨证　　D. 经络辨证

    E. 卫气营血辨证

53. 辨空间性病位一般以哪种辨证为主?

54. 外感时病中，寒邪侵袭所致病证，常以哪种辨证为主?（   ）

    A. 实证　　　　B. 石阻证

    C. 气分证　　　D. 食积证

    E. 表证

55. 哪项属于抽象的病性概念?（   ）
56. 哪项属于大的病位概念?（   ）
57. 哪项属于层次性病位概念?（   ）

    A. 本质属性式病名

    B. 形象寓意式病名

    C. 特征组合式病名

    D. 附加条件式病名

    E. 时令气候式病名

58. 狐臭、霍乱、绣球风，属于：
（   ）

59. 厌食等以主要症状命名者，属于：
（   ）

60. 组合几种本质属性而命名者，属于：（   ）

61. 疫痢、经行发热、慢惊风，属于：
（   ）

三、X 型题

62. 下述哪些属于病情资料的不一致性：（   ）

    A. 大实有羸状　　B. 热深厥亦深

    C. 虚阳浮越　　　D. 至虚有盛候

    E. 形盛脉实

63. 诊断阳明经证的四个特征性资料，是指：（   ）

    A. 面色赤　　　B. 身大热

    C. 大汗出　　　D. 大烦渴

    E. 脉洪大

64. 当泻泄为主症时，诊断该病还需了解以下哪些内容?（   ）

    A. 有无腹痛　　B. 有无呕吐

    C. 便质如何　　D. 全身其他症

    E. 作相关检查

65. 中医对证名诊断的要求是：（   ）

    A. 内容要准确全面

    B. 用词精炼规范

    C. 使用中医术语

    D. 必为教材所列

    E. 包含病因、病性、病位等内容

66. 下列哪些属于空间病位概念?
（   ）

A. 心神　　　B. 厥阴

C. 胞宫　　　D. 营分

E. 咽喉

67. 对病、证、症的下述认识，哪些正确？（　　）

A. 病反映疾病全过程特点

B. 病的全过程有不同的证

C. 症是对疾病本质的认识

D. 症是辨病与辨证的依据

E. 证与症无本质区别

68. 下述哪些是独为中医使用的病名？（　　）

A. 百合病　　　B. 白喉

C. 哮喘　　　　D. 狐惑病

E. 破伤风

四、是非题

69. "特征性资料"指只要出现该症，即可诊为该病证；若无此症，则排除该病证。（　　）

70. 中医的病名诊断可以用西医病名代替。（　　）

71. "卒中风"是附加条件式病名。（　　）

五、填空题

72. 辨证常用的思维方法有_____，_____，_____，_____等。

73. 脉症不符、症舌相反等情况，反映了疾病的_____，体现了疾病的_____。

74. 病情资料属性可划分为_____，_____，_____，_____等。

75. 除常用的诊断思维方法外，还有_____，_____，_____，_____等思维方法。

76. 确定主症的方法，包括_____，

_____，_____。

77. 确定主症之后，围绕主症进行询查的内容有_____，_____，_____。

78. 辨证的基本要求，在于明确疾病当前证候的_____与_____等。

79. 列举8项属于"空间性"病位的名称：_____，_____，_____，_____，_____，_____，_____，_____。

80. 列举8项属于"层次性"病位的名称：_____，_____，_____，_____，_____，_____，_____，_____。

81. 证名诊断的具体要求有：_____，_____，_____，_____。

82. 辨证的七项基本内容是_____，_____，_____，_____，_____，_____，_____。

83. 中医的病名诊断不能由_____或_____所代替。

84. 病名诊断的重要意义，一是_____，二是_____。

85. 疾病的分类方法有_____，_____，_____，_____四种。

六、简答题

86. 何谓病情资料？

87. "舍症从脉"，"舍脉从症"之"舍"字的正确含义是什么？

88. 何谓一般性资料？一般性资料有何意义？

89. 简述病情资料完整性和系统性的意义。

90. 类比法有何特点？

91. 何谓演绎法？

92. 临床除常用的诊断思维方法外，还有哪些特殊思维方法？

93. 何谓反证法？其诊断意义如何？

94.以主症为中心的思维线索在诊断中有何意义？

95.确定主症的方法有那几方面的内容？

96.临床应详细审查主症的哪些特征？

97.主症确定后，如何围绕主症进行询查？

98.在辨证的七项内容中，分辨病性的内容有哪些？

99.何谓辨证之辨病位？病位可分为哪几种？

100.证名规范精炼的含义是什么？

101.为什么说证候变，证名也随之而变？

102.简述辨证的七项基本内容。

103.对疾病按病性分类有何优缺点？

104.举出特征组合式病名4个。

105.举出本质属性式病名4个。

七、判断说明题

106.诊法与辨证二者之间有严格界限与次序，即先诊察，然后辨证。（　　）理由：

107.由于教材内容的公认性，故临床上的证名不应超出教材范围。（　　）理由：

108.以往中医学对疾病的命名并非十分科学、完美。（　　）理由：

八、论述题

109.影响病情资料准确性和客观性的因素有哪些？

110.简述诸种辨证方法的特点及相互关系。

111.为什么不能用西医病名代替中医病名？

112.试述证名诊断的具体要求？

113.以主症作为病名的诊断条件应该有哪些，举例说明？

114.试述疾病诊断的一般途径。

115.试举例说明疾病诊断的意义？

116.内科、外科、眼科以及外感温热病的命名特点各是什么？各举1例。

九、病案分析题

117.男，3岁。出生后母亲乏乳，喂养不当，现食欲不振，面黄肌瘦，腹部胀大，大便时干时稀，毛发稀疏，干枯，腹胀如鼓，青筋暴露，舌淡，苔白厚，脉沉细无力。请作病名、证名诊断，辨证分析。

118.女，32岁。2天来发热，腹痛腹泻，每日大便10余次，大便中有黏冻脓血，伴里急后重，腹胀，口干而饮水不多，腹部柔软，左下腹压痛，舌质红，苔黄腻，脉濡数。请作病名、证名诊断，辨证分析。

119.男，25岁。2年前因失恋而精神受到严重刺激，此后出现失眠，日渐加重，并有多梦，心悸不宁，神志不安，头晕目眩，咳吐少量黄痰，舌红，苔黄腻，脉滑数。请作病名、证名诊断，辨证分析。

120.男，29岁。腰脊疼痛、下肢关节强直3年。现觉背、腰脊及下肢关节疼痛，膝踝关节肿胀难伸，行走需用拐杖。每逢寒冷阴雨天气疼痛加剧。肌肉萎缩，乏力神疲，舌淡苔薄，脉细滑。请作病名、证名诊断，辨证分析。

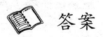 答案

一、A型题

1.E　2.B　3.A　4.D　5.B
6.E　7.C　8.E　9.A　10.B
11.A　12.C　13.D　14.B　15.C
16.C　17.C　18.B　19.B　20.B

21.D 22.A 23.D 24.A 25.D
26.C 27.E 28.E 29.B 30.E
31.E 32.B 33.C 34.A 35.C
36.C 37.D 38.E 39.C 40.B

二、B型题

41.A 42.E 43.B 44.D 45.A
46.B 47.C 48.E 49.B 50.C
51.E 52.A 53.A 54.B 55.A
56.E 57.C 58.B 59.A 60.C
61.D

三、X型题

62.A，B，C，D 63.B，C，D，E
64.A，B，C，D，E 65.A，B，C，E
66.A，C，E 67.A，B，D
68.A，D

四、是非题

69.N（因为该种病或证不一定都见到这种症状，还可根据其他症状进行诊断。）

70.N（由于中西医学的理论体系、文化背景等有很大的不同，因而不能用西医病名代替中医病名。）

71.Y（"卒"强调了疾病的轻重缓急，成为附加条件。）

五、填空题

72.类比法，归纳法，演绎法，反证法

73.特殊规律，复杂性

74.必要性资料，特征性资料，偶见性资料，一般性资料，否定性资料

75.预测法；试探[治]法；经验再现法；逐一追索法

76.正确确定主症，明确鉴别主症，详审主症特征

77.询查伴随症状，诊察全身其他症，作相关的检查

78.病位，病因病性

79.心，肺，……

80.卫分、气分、……；太阳、阳明、……

81.内容要准确全面，证名要精炼规范，证候变则证名亦变，不受证型的拘泥

82.探求病因，落实病位，分辨病性，判断病情，审度病势，阐释病机，确定证名

83.证名，西医病名

84.把握病变规律，针对疾病治疗

85.病位分类法，病性分类法，病状分类法，按科分类法

六、简答题

86.医生运用各种诊法所收集到的临床资料，如病史、症状和体征，以及与疾病有关的社会、心理、自然环境等资料，统称病情资料。

87."舍"不能简单地理解为舍弃某病情资料，只是舍弃那些常规的一般认识，这些资料也具有某些特殊的临床意义。

88.一般性资料是指某症状对任何病或证的诊断既非必备，又非特异，只具有一般诊断意义。但一般性资料与其他资料组合在一起，仍具综合定性等诊断意义。

89.病情资料不完整而过于简单，或有遗漏，往往导致漏诊、误诊。病情资料不系统、零乱无序，主次不分，则难以下结论。

90.类比法是指通过已知与未知间的对比而达到明确诊断的思维方法，具有迅速、简捷的特点。

91.演绎法指对病情进行由浅入深、由粗到精的层层深入分析，直至明确诊断的思维方法。

92.还可有预测法、试探[治]法、经验再现法、逐一追索法等。

93.指通过否定而达到确定诊断的思维方法。对于类似病、证，难以从正面进行鉴

别时，可从反面寻找不属于某病、某证的依据，起到从反面论证某诊断的作用。

94．以主症为中心，在诊法阶段有利于诊察思路条理清楚，病情资料重点突出，主次分明。在诊断阶段，有利于确定病变位置，提示诊断的大致方向。

95．包括正确确定主症；明确鉴别主症；详审主症特征。

96．包括症状发生的确切部位、时间、严重程度、性质、加重或减轻的条件、病变的新久缓急等。

97．除对主症进行详细审查外，还应询查伴随症状；诊察全身其他症；作相关检查。

98．分辨病性是指辨别病情的寒热虚实病性及具体的痰、湿、瘀、滞、虫、食、气、血、阴、阳、津液、精髓的亏虚等。

99．辨病位即辨别确定病变现阶段证候所在的位置。可分为空间性病位和时间（层次）性病位两种。

100．常见的证名一般只有四个字左右，它包括病位、病性以及病机等内容，因此用词非常精炼。证名所用的词不能生造，既是规范的中医术语，又能反映证候本质。

101．由于病种不同、个体差异、病程变化、治疗影响等因素，使得疾病所表现的证候在不断变化，证候变化，可提示病变本质也有变化。因此一旦证候变化，其证名诊断也应随之而变。

102．探求病因、落实病位、分辨病性、判断病情、审度病势、阐释病机、确定证名。

103．按病性对疾病进行分类的优点是疾病的病理性质明确，病机的共性突出，有利于指导治疗。缺点是不能反映病位的系统性，有些疾病难以按照病性分类。

104．胸痹、蛔厥、湿疹、胃痞，等。

105．解颅、中暑、脏躁、厌食，等。

七、判断说明题

106．（×）理由：诊法与辨证并未严格分开，往往是边诊边辨，边辨边诊。

107．（×）理由：由于疾病表现的多样性，证候也在不断变化，教材所列证名不能满足临床需要，所以临床上的证名可以超出教材范围。

108．（√）理由：中医学对很多疾病的命名是非常科学的，但中医病名也有不足之处，如病、症、证的概念混淆，有的一病多名，有的多病一名，有的定义不确切，因此并非十分科学、完美。

八、论述题

109．有主观因素和客观因素两方面。主观因素来源于医患双方，如医生在诊查时的主观性和片面性，病人是否如实地、准确地反映了病情；客观因素多指疾病本身，如病情隐藏于内而难以凭感官发现，病情出现假象等。

110．八纲辨证是辨证的基本纲领，脏腑、经络辨证是从"空间"位置上辨别病变所在脏腑、经络，主要适用于"内伤杂病"。六经、卫气营血、三焦辨证则主要是从"时间（层次）"上区分病情的不同阶段、层次，主要适用于"外感时病"。辨病性是辨证的基础与关键，是八纲中寒热虚实辨证的具体深化，即以辨别病变现阶段的具体病性为主要目的，自然也不能脱离脏腑、经络等病位。

111．中医病名是中医学在长期临床实践中产生和发展起来的重要概念。由于中西医学的理论体系、文化背景等有很大的不同，对疾病本质认识的角度不同，病名也不同，因而不能用西医病名代替中医病名。

112．内容要准确全面——包括病位、病性以及病机等内容。证名要规范精炼——

证名用词非常精炼，既是规范的中医术语，又能反映证候本质。证候变证名亦变——证候变化，可提示病变本质也有变化，故证名诊断也应随之而变。不受证型拘泥——书本所列为常见、规范的证，而证候复杂，故不受证型局限，而应据实际证候确定证名。

113. 第一是该症状所含盖的病种较少，可用该主症代表某具体病种者，如呃逆、痛经等；第二是主症突出而其他症状不十分明显，如年岁较高而突发心胸部剧痛者，一般可诊断为厥［真］心痛。

114. 疾病诊断的一般途径，一般是根据发病特点、病因或病史、主症或特征性症状、特发人群、流行情况等进行分析思考，对疾病进行分类，并层层分辨，直至认识其具体病种，作出病名诊断。

115. 通过疾病诊断，能把握病变规律——根据疾病发展的一般规律，把握该病全局，有利于对该病的本质认识和辨证论治，掌握诊疗的主动权，如……。明确疾病诊断，可针对病进行治疗——治病专法、专方、专药等，如……。

116. 外科、骨伤科疾病多以外部病理体征命名，如痈、缠腰火丹；眼科疾病有的是根据外部征象命名，有的是根据自觉症状命名，如白睛溢血等；内科疾病多以自觉的主症作为病名，如眩晕、消渴；外感温热病常结合时令气候而命名，如中暑、夏季热等。

九、病案分析题

117. 病名——疳积。证名——脾气亏虚证。分析——饮食失节，损伤脾胃，纳运失常，故食欲不振，腹胀，大便失调；病久则脾胃虚弱，精血不足，脏腑、毛发失养，故面黄肌瘦，毛发稀疏、干枯；脾虚食滞，水湿不运则腹胀如鼓，青筋暴露；舌淡，苔白厚，脉沉细无力，均为脾虚食滞水停之象。

118. 病名——痢疾。证名——肠道湿热证。分析——湿热之邪犯及肠道，壅阻气机，则腹痛、腹胀；热迫肠道，清浊不分，水湿下注则腹泻。热邪熏灼肠道，肠络受损则下痢黏冻脓血；肠道气机阻滞则里急后重。热势蒸达于外则发热，热邪伤津，泻下耗液，故口干，但有湿邪内蕴而饮水不多；舌红、苔黄腻、脉濡数，均为湿热内蕴之象。

119. 病名——失眠（不寐）。证名——胆郁痰扰证。分析——情志失衡，痰热互结，胆气不宁，内扰心神则心悸不宁，失眠多梦，神志不安。痰热上扰清窍则头晕目眩。吐黄痰、舌红、苔黄腻、脉滑数，均为痰热内蕴之象。

120. 病名——痹病。证名：寒湿痹证。分析——寒湿阻痹肢体、关节、经络，故出现关节肿胀难伸、阴雨天加剧；由于经络痹阻，日久肌肉失养则萎缩，湿阻清阳则乏力神疲；舌淡、苔薄、脉细滑，均为寒湿痹阻之象。

第十二章　病历书写与要求

习题

一、A 型题

1. 我国第一部病案专著是：（　　）
   A.《诸病源候论》
   B.《千金要方》
   C.《伤寒九十论》
   D.《肘后备急方》
   E.《黄帝内经》

2.《伤寒九十论》中记载的病案数目是：（　　）
   A.20 例　　　　B.25 例
   C.50 例　　　　D.90 例
   E.100 例

3. 我国第一部病案专著的作者是：（　　）
   A. 张景岳　　　B. 许叔微
   C. 孙思邈　　　D. 巢元方
   E. 喻嘉言

4. 下列何书中的"议病式"是中医病案的雏型：（　　）
   A.《石山医案》
   B.《肘后备急方》
   C.《寓意草医案》
   D.《临证指南医案》
   E.《古今医案按》

5. 下述哪一项不属于个人史？（　　）
   A. 生活与工作情况
   B. 居住环境和条件
   C. 过去健康情况
   D. 饮食习惯
   E. 烟酒嗜好

6. 配偶及子女健康状况应属于哪一项？（　　）
   A. 既往史　　　B. 现病史
   C. 个人史　　　D. 婚育史
   E. 家庭史

7. 下述哪项不是住院病历婚育史的内容？（　　）
   A. 怀孕情况　　B. 产育情况
   C. 月经情况　　D. 配偶情况
   E. 子女健康状况

8. 住院病历书写应当使用哪种墨水或笔？（　　）
   A. 红色墨水
   B. 蓝黑墨水
   C. 绘图铅笔
   D. 蓝色油水圆珠笔
   E. 黑色油水圆珠笔

9. 因抢救急危患者，未能及时书写病历的，据实补记的时间要求是：（　　）
   A.6 小时以内
   B.3 小时以内
   C.24 小时以内
   D.1 小时以内
   E.48 小时以内

10. 入院记录的完成时间应是患者入院后：（　　）
   A.48 小时内
   B. 出院之前
   C. 上级医师查房后
   D. 入院即时
   E.24 小时内

11. 住院病历的"首次病程记录"完成

时间是患者入院后：（　　）

  A.24 小时完成

  B. 出院前完成

  C.8 小时内

  D.12 小时完成

  E.48 小时内

12. 现病史不包括下列哪项？（　　）

  A. 起病情况 B. 诊治经过

  C. 现在症状 D. 既往状况

  E. 病情演变

13. 体格检查的内容，不包括：（　　）

  A. 专科特殊检查情况

  B. 血、尿、便检查结果

  C. 各科特殊检查情况

  D. 可资鉴别的阴性体征

  E. 西医查体阳性体征

14. 下述哪项不是门诊病历医嘱的内容：（　　）

  A. 服药禁忌 B. 调护方法

  C. 饮食宜忌 D. 诊治建议

  E. 疾病证明

二、B 型题

  A.《清代名医验案精华》

  B.《全国名医验案类编》

  C.《宋元明清名医类案》

  D.《临证指南医案》

  E.《古今医案按》

15. 现代名医秦伯未编撰的是：（　　）

16. 清代叶天士个人医案是：（　　）

17. 清代喻震集前人之医案编撰的是：（　　）

  A. 随时记录，及时完成

  B. 每日记录二次

  C. 隔日记录一次

  D. 至少 3 天记录一次

  E.3 天内每日记录一次

18. 某出血中风病人正在抢救，"抢救记录"应：（　　）

19. 某鼓胀病患者已住院 3 日，"病程记录"应：（　　）

  A. 入院 12 小时内

  B. 入院 24 小时内

  C. 患者就诊当时

  D. 入院 48 小时内

  E. 出院前 24 小时

20. 门诊病历应何时完成：（　　）

21. 入院记录应何时完成：（　　）

三、X 型题

22. 目前中医诊断的病证名称应参照使用的书籍有：（　　）

  A.《中医病证诊断疗效标准》

  B.《中医临床诊疗术语》

  C.《中医内科急症诊疗规范》

  D.《国际疾病分类》

  E. 高校中医药类规划教材

23. 中医病历书写的要求有：（　　）

  A. 症状体征描述详细完整

  B. 要按四诊系统检查

  C. 询问病情要用中医术语

  D. 病证名称标准规范

  E. 纪录全面、准确、及时

24. 中医病历"诊断"的内容有哪些？（　　）

  A. 中医病名 B. 中医证名

  C. 体检项目 D. 西医病名

  E. 疾病证明

四、是非题

25. 病历是处理医疗事故和纠纷的法律依据。（　　）

五、填空题

26. 中医病历是记载患者疾病发生发展、_____、_____、防护调摄及其结果的原始档案。

27．病历的重要意义是，它为＿＿＿＿＿＿、＿＿＿＿＿＿、＿＿＿＿＿＿、医院管理等提供资料和依据。

28．询问病情时应采用＿＿＿＿＿＿的语言，书写病案则要求使用＿＿＿＿＿＿。

29．中医病历书写的适用范围是＿＿＿＿＿＿和＿＿＿＿＿＿。

六、简答题

30．《中医、中西医结合病历书写基本规范》包括哪三大部分内容？

31．病历的重要意义是什么？

32．病历对临床医疗工作的作用是什么？

33．对症状的询问和记录有何不同？

34．何谓"主诉"？在记录主诉时应注意什么？

35．入院记录包括的内容，一般有哪些？

36．入院记录的个人史包括哪些内容？

37．月经史的内容及书写格式如何？

七、判断说明题

38．"诊籍"是我国最早的原始病案的记录。（　　）理由：

八、论述题

39．现病史中应当重点写明的内容有哪些？

40．正确确定和书写主诉有何意义？

九、病案分析题

41．男，32岁。患者3天前因吃火锅，过食辛辣肥甘，次日即发生腹痛腹泻，口服黄连素、痢特灵等药未效。昨晚上症加重，现腹痛腹泻，日十余次，泻下不爽，脘腹痞胀，纳呆，恶心呕吐，渴不多饮，肢体困重，舌红，苔黄腻，脉濡数。写出主诉，八纲辨证结论，病名、证名诊断，辨证分析。

42．女，62岁。5月前食欲下降，腹胀满，面目及下肢浮肿，心悸气急。2个月前，下肢明显水肿，小便不利，不能平卧。脘腹胀满，颈脉怒张，心悸气急加重。畏寒，四肢欠温，舌胖淡，苔薄腻，脉弦滑。请作主诉，证名诊断，辨证分析。

43．男，38岁。时发眩晕6年，近两年次数增多。发时自觉旋转，重则晕倒，但神清，耳鸣耳聋，恶心欲吐，烦躁心悸，口苦咽干，手足心热，腰酸，脉沉细数，舌红苔薄黄。请作主诉，证名诊断，辨证分析。

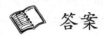 答案

一、A型题

1．C　2．D　3．B　4．C　5．C
6．E　7．E　8．B　9．A　10．E
11．C　12．D　13．B　14．E

二、B型题

15．A　16．D　17．E　18．A　19．D
20．C　21．B

三、X型题

22．A，B，E　23．A，B，D，E
24．A，B，D

四、是非题

25．Y（病历的意义之一是处理医疗事故和纠纷的法律依据。）

五、填空题

26．演变预后、诊断治疗
27．医疗、保健、教学、科研
28．通俗易懂，中医术语

29．中医各科，中西医结合科

六、简答题

30．中医病历书写基本要求，门（急）诊病历书写要求及内容，住院病历书写要求及内容。

31．为医疗、保健、教学、科研、医院管理等提供第一手信息和资料；帮助解决医疗纠纷、判定法律责任的事实依据。

32．是保证病人得到正确诊断和治疗的先决条件之一；是复诊、转诊、会诊等的重要资料；是考察医务人员工作质量、服务态度和业务水平的重要依据。

33．症状的询问应使用患者能听懂的通俗语言，症状的记录则应使用医学术语。

34．指病人就诊时最感痛苦的症状、体征及持续时间。记录主诉不宜用诊断或检查结果代替，多项主诉者，应按发生顺序分别列出。

35．一般情况；主诉；现病史；既往史；个人史；过敏史；婚育史；家族史；体格检查；专科情况；辅助检查；辨病辨证依据；西医诊断依据；初步诊断；医师签名。

36．患者的出生地及经历地；居住环境和条件；生活及饮食习惯，烟酒嗜好程度，性格特点；过去及目前的职业及其工作情况；其他重要个人史。

37．答：包括月经初潮年龄，每次行经天数；经期间隔天数，闭经年龄或末次月经时间。其书写格式为：

月经初　每次行经天数　闭经年龄或
潮年龄　经期间隔天数　末次月经时间

七、判断说明题

38．（×）理由：因为早在殷商时代的甲骨文中，关于某些疾病的记述，已具备了病案的基本要求，是最早的原始病案的记载。

八、论述题

39．①起病情况：包括起病原因或诱因、时间、形式，主要症状和伴随症状。②病变过程：包括病情发展与演变情况，如好转或加重、病情有无变化规律等。③诊治经过：曾作检查及诊断；所作治疗的效果及反应。④现在症状：就诊时所感到的痛苦和不适及与病情相关的全身情况。

40．可提示病情的轻重缓急及其救治原则；常可确定询问和检查的主次及秩序；是确定病种和辨别病位、病性的主要依据；决定着现病史和既往史书写的内容。

九、病案分析题

41．主诉——腹痛、腹泻3天，加重1天。八纲辨证——里证、热证、实证。病名——泻泄。证名——湿热蕴脾证。辨证分析——恶心呕吐，纳呆，腹痛腹泻为特征性症状，其病在脾胃肠；因吃火锅而起病，病性一般属热；虽腹痛腹泻，但无里急后重、大便脓血，故不是痢疾而仍为泻泄；泻下不爽，脘痞腹胀，肢体困重，渴不多饮，舌红苔黄腻，脉濡数，则其病机不仅为热，并有湿邪内蕴。

42．主诉——浮肿心悸5个月，加重2个月。证名——阳虚水泛证。分析——浮肿为主症，且有小便不利，舌淡胖，说明有水液内停；病久而畏冷、肢凉，为阳虚的表现；心悸，气喘，颈脉怒张，是心阳不振，血行不畅之征；食少，脘腹胀满，为脾气亏虚，腹中可能有水液停聚；苔薄腻，脉弦滑，亦可认为是水停所致；故属心脾阳气亏虚而水液泛溢之证。

43．主诉——阵发性眩晕6年，加剧2年。证名——阴虚热郁证。分析——以眩晕

125

为主症，有烦躁口苦，病位与肝有关；又有耳鸣，腰酸，则与肾有关；恶心欲吐，为胃气上逆之征；病已 6 年，症见烦躁，口苦咽干，手足心热，舌红苔薄黄，脉细数，为阴虚内有郁热的表现；故综合判断属阴虚热郁证。

模 拟 试 卷

试卷一

一、A型题

1. 下列哪项属于自觉症状?(   )
   A. 脉浮　　　　B. 神昏
   C. 胸闷　　　　D. 呕吐
   E. 浮肿

2. 病人的病情表现不宜称作:(   )
   A. 病机　　　　B. 病候
   C. 病形　　　　D. 病状
   E. 症状

3. 下列哪项属于体征?(   )
   A. 心烦失眠　　B. 喉中痰鸣
   C. 恶心呕吐　　D. 头晕而重
   E. 神疲乏力

4. 下列哪项最能说明中医诊断的基本原理?(   )
   A. 四诊合参　　B. 病证结合
   C. 脏腑经络　　D. 司外揣内
   E. 治病求本

5. 下述哪项属典型的见微知著诊断原理?(   )
   A. 舌诊分候　　B. 问现在症
   C. 全身望诊　　D. 辨证论治
   E. 脉症合参

6. 下列哪项为邪盛神乱的失神表现?(   )
   A. 疲乏欲睡　　B. 神昏谵语
   C. 面色无华　　D. 肌肉瘦削
   E. 时有郑声

7. 打人毁物,胡言乱语,狂躁妄动,面赤便秘,属于:(   )
   A. 癫病　　　　B. 痫病
   C. 呆病　　　　D. 狂病
   E. 脏躁

8. 满面红赤,舌色红绛,多属:(   )
   A. 阴虚　　　　B. 湿热
   C. 阳浮　　　　D. 亡阴
   E. 实热

9. 面色黄而无华,两目不黄,唇舌色淡,属于:(   )
   A. 阳黄　　　　B. 阴黄
   C. 萎黄　　　　D. 肾虚
   E. 湿热

10. 望色十法中"清"主:(   )
    A. 阳证　　　　B. 表证
    C. 新病　　　　D. 轻病
    E. 实证

11. 辨证论治的创始人是:(   )
    A. 李时珍　　　B. 张景岳
    C. 张仲景　　　D. 华　佗
    E. 淳于意

12. 下述哪项为个人生活史的内容?(   )
    A. 饮食嗜好　　B. 素体状况
    C. 患病情况　　D. 诊治经过
    E. 预防接种

13. 喃喃自语,见人语止,首尾不续,属于:(   )
    A. 郑声　　　　B. 独语
    C. 谵语　　　　D. 狂言
    E. 错语

14. 下列何症对诊断"食积"最有价

127

值？（ ）

  A. 脘腹疼痛   B. 嗳腐吐酸

  C. 食欲减退   D. 舌苔白厚

  E. 脉滑有力

15.《灵枢·五色》认为鼻翼旁（面王以上）候：（ ）

  A. 心肺   B. 脾

  C. 胃   D. 小肠

  E. 膀胱

16. 以下哪种舌象可见于正常人？（ ）

  A. 舌苔薄白 B. 舌光滑无苔

  C. 舌有芒刺 D. 舌胖娇嫩

  E. 舌边有齿痕

17. 根据目部分属五脏的理论，瞳人属：（ ）

  A. 心   B. 肺

  C. 脾   D. 肝

  E. 肾

18. 角弓反张多见于：（ ）

  A. 痿病   B. 狂病

  C. 肝风   D. 中风

  E. 郁病

19. 下述哪项不属望皮肤的内容？（ ）

  A. 斑疹   B. 湿疹

  C. 水痘   D. 黄疸

  E. 鼓胀

20. 舌尖部主要候哪脏腑的病证？（ ）

  A. 脾胃   B. 心肺

  C. 肝胆   D. 中焦

  E. 下焦

21. 下述哪项不属舌的动态异常？（ ）

  A. 歪斜   B. 吐弄

  C. 短缩   D. 点刺

  E. 强硬

22. 下述哪项属于危重舌象？（ ）

  A. 绛舌   B. 干荔舌

  C. 淡白舌 D. 歪舌

  E. 紫暗舌

23. 下列哪种汗不属特殊汗出？（ ）

  A. 自汗   B. 战汗

  C. 微汗   D. 盗汗

  E. 绝汗

24. 脉象浮大而软，按之中空者为：（ ）

  A. 伏脉   B. 结脉

  C. 芤脉   D. 缓脉

  E. 浮脉

25. 下述哪项不是按诊应注意考察的情况？（ ）

  A. 局部的色泽 B. 是否有肿块

  C. 局部的冷热 D. 皮肤的润燥

  E. 是否有压痛

26. 对寸口诊脉法的下述认识，哪项不对？（ ）

  A. 始见于《内经》

  B. 由张仲景首创

  C. 详于《难经》

  D. 推广于王叔和

  E. 后世习惯运用

27. 诊察大便时，下列哪项一般不会用到？（ ）

  A. 嗅其气味 B. 问其感觉

  C. 触其质地 D. 望其颜色

  E. 察其形质

28. 诊断的内容不包括哪项？（ ）

  A. 检查病人 B. 询问病情

  C. 分析病机 D. 病证诊断

  E. 选择治法

二、B 型题

  A. 绞痛   B. 掣痛

  C. 灼痛   D. 重痛

E. 冷痛

29. 疮疡红肿而作痛多为：（　　）

30. 结石阻滞尿路作痛多为：（　　）

　　A. 阴虚证　　　B. 阳虚证

　　C. 津亏证　　　D. 血虚证

　　E. 元气欲脱证

31. 脱汗多见于：（　　）

32. 盗汗多见于：（　　）

　　A. 膀胱湿热　　B. 面色苍白

　　C. 胃肠病变　　D. 外感风寒

　　E. 混合痔

33. 哪项为病名？（　　）

34. 哪项为证名？（　　）

35. 哪项为症名？（　　）

　　A. 中极　　　B. 天枢

　　C. 神阙　　　D. 气海

　　E. 关元

36. 按腧穴诊断小肠病的常用腧穴是：
（　　）

37. 按腧穴诊断大肠病的常用腧穴是：
（　　）

38. 按腧穴诊断膀胱病的常用腧穴是：
（　　）

三、X 型题

39. 下列哪些多属肾气不固所致？
（　　）

　　A. 小便失禁　　B. 余溺不尽

　　C. 睡后遗尿　　D. 小便涩痛

　　E. 尿频尿急

40. 以下哪些是面黄所主的病证？
（　　）

　　A. 脾虚　　　B. 寒证

　　C. 肾虚　　　D. 湿证

　　E. 痰饮

41. 红绛舌的主病有哪些？（　　）

　　A. 阴虚证　　　B. 里热证

　　C. 营分证　　　D. 气虚证

E. 气滞证

42. 里热证可见到哪些舌苔？（　　）

　　A. 灰苔　　　B. 黄腻苔

　　C. 黄苔　　　D. 黑苔

　　E. 黄燥苔

43. 脉位较沉的脉有哪些？（　　）

　　A. 伏脉　　　B. 牢脉

　　C. 濡脉　　　D. 弱脉

　　E. 散脉

44. 下列哪些脉象属于浮脉类？（　　）

　　A. 滑脉　　　B. 散脉

　　C. 牢脉　　　D. 濡脉

　　E. 芤脉

45. 强硬舌的成因有哪些？（　　）

　　A. 肝血亏虚　　B. 热入心包

　　C. 肝风夹痰　　D. 高热伤津

　　E. 心脉瘀阻

四、是非题

46. 临床时不可先辨病后辨证。（　　）

47. 病名诊断与证名诊断是不同的概念。（　　）

48. 切诊主要包括脉诊和按诊。（　　）

49. 新病失音的病机是肺肾阴虚。（　　）

50. 弦脉的变化主要是脉管紧张度的异常。（　　）

五、填空题

51. 我国第一部脉学专著名《＿＿＿＿》，载脉＿＿＿＿种，由＿＿＿＿著。（3分）

52. 儿童脉多＿＿＿＿，青年脉多＿＿＿＿，老人脉多＿＿＿＿。（3分）

53. 《内经》认为病人头部低垂，目陷无光，为＿＿＿＿将衰惫之象；后背弯曲，两肩下垂，为＿＿＿＿将衰惫之象。（2分）

54. 舌颜色主要分为＿＿＿＿舌，＿＿＿

＿＿＿舌，＿＿＿＿舌，＿＿＿＿舌，＿＿舌。（2分）

55．病中食欲渐复，食量渐增，是＿＿＿＿＿＿、＿＿＿＿＿＿的表现。（2分）

56．望神应注意从＿＿＿＿＿＿、＿＿＿＿＿＿、＿＿＿＿＿＿、＿＿＿＿＿＿等方面进行观察。（2分）

六、简答题

57．湿热证的典型舌脉表现如何？（2分）

58．按肌肤时水肿和气肿有何区别？（2分）

59．何谓"斜飞脉"？（3分）

60．听病变声音主要有哪些？（4分）

七、判断说明题

61．望舌下络脉主要是了解津液输布情况。（4分）（　　）理由：

62．病人出现寒热并见时，不皆属外感表证。（3分）（　　）理由：

63．"有气不患无色，有色不可无气"。（4分）（　　）理由：

八、论述题

64．何谓"症"？症有何临床意义？（4分）

65．举例说明外感表证恶寒发热的轻重与哪些因素有关？（5分）

66．举例说明察舌如何区分病邪性质。（5分）

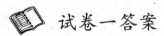 试卷一答案

一、A型题

1.C　2.A　3.B　4.D　5.A
6.B　7.D　8.E　9.C　10.A
11.C　12.A　13.B　14.B　15.D
16.A　17.E　18.C　19.E　20.B
21.D　22.B　23.C　24.C　25.A
26.B　27.C　28.E

二、B型题

29.C　30.A　31.E　32.A　33.E
34.A　35.B　36.E　37.B　38.A

三、X型题

39.A，B，C　40.A，D
41.A，B，C　42.A，B，C，D，E
43.A，B，D　44.B，D，E
45.B，C，D

四、是非题

46.N　47.Y　48.Y　49.N　50.Y

五、填空题

51．脉经（1分），24（1分），王叔和（1分）。共3分

52．细数（1分），平滑（1分），弦（1分）。共3分

53．精气神明（1分），心肺宗气（1分）。共2分

54．淡红（0.4分），淡白（0.4分），红（0.4分），绛（0.4分），紫（0.4分）。共2分

55．胃气渐复（1分），疾病向愈（1分）。共2分

56．目光（0.5分），神情（0.5分），色泽（0.5分），体态（0.5分）。共2分

六、简答题

57．舌红（0.5分），苔黄腻（0.5分），脉滑数（1分）等。共2分

58．按之凹陷，不能即起者为水肿（1分）；按之凹陷，举手即起者为气肿（1

分）。共 2 分

59．寸口不见脉搏（1 分），而由尺部（1 分）斜向手背（1 分）。共 3 分

60．语声高低清浊（0.5 分），音哑、失音（0.5 分），鼻鼾（0.5 分），呻吟（0.5 分），惊呼（0.5 分），喷嚏（0.5 分），呵欠（0.5 分），太息（0.5 分）。共 4 分

七、判断说明题

61．（×）（1 分）。理由：主要是了解血液是否有淤滞（1 分），气血是否充盈（1 分），而不是判断津液的盈亏（1 分）。共 4 分

62．（√）（1 分）。理由：里证可有寒热并见者（0.5 分）。如可见于肠痈、疮疡（0.5 分）、瘟疫（0.5 分）及邪毒内陷（0.5 分）等。共 3 分

63．（√）（1 分）。理由：气指面部光泽（0.5 分），色指面部颜色（0.5 分）。凡面色荣润光泽者（0.5 分），说明精气未衰，不论何色，皆属易治（0.5 分）；面色枯槁晦暗者（），说明精气已衰，不论何色，皆属难治（0.5 分）。共 4 分

八、论述题

64．"症"是对症状和体征的概括（1 分）。是疾病所表现的现象（1 分），是诊病和辨证的主要依据（2 分）。共 4 分

65．与病邪性质及邪正盛衰相关（2 分）。如外感寒邪，恶寒重而发热轻（0.5 分）；外感温热之邪，发热重而恶寒轻（0.5 分）；外感风邪，发热轻而恶风（0.5 分）；邪轻正衰，恶寒发热较轻（0.5 分）；邪正俱盛，恶寒发热较重（0.5 分）；邪盛正衰，恶寒重发热轻（0.5 分）。共 5 分

66．外感风寒，苔多薄白（1 分）；寒湿为病，舌淡苔白滑（1 分）；痰、食、湿浊，舌苔厚腻（1 分）；燥热为病，舌红苔燥（1 分）；瘀血内阻，舌紫暗或有斑点（1 分）。共 5 分

试卷二

一、A型题

1. 病人狂躁妄动，胡言乱语，打人毁物，不避亲疏，诊断是：（　　）
   A. 癫病　　B. 狂病
   C. 痫病　　D. 郁病
   E. 脏躁

2. 满面通红最多见于何证？（　　）
   A. 实热证　　B. 阴虚证
   C. 肝胆湿热证　D. 戴阳证
   E. 气虚发热证

3. 阳虚发展到亡阳时，最主要的标志是：（　　）
   A. 四肢冷至肘膝
   B. 由脉弱变脉微
   C. 面色由白变青紫
   D. 出现冷汗淋漓
   E. 呼吸短促微弱

4. 气分病证最主要的表现是：（　　）
   A. 壮热，头痛，心烦
   B. 壮热，口渴，苔黄
   C. 壮热，腹痛，便秘
   D. 壮热，气粗，胸闷
   E. 壮热，咳嗽，气喘

5. 舌体胖大，边有齿痕，主：（　　）
   A. 心阴不足　　B. 肝血亏损
   C. 肺阴亏虚　　D. 脾虚湿盛
   E. 肾精不足

6. 病人睡梦中说话，吐字不清，意思不明者为：（　　）
   A. 错语　　B. 呓语
   C. 独语　　D. 谵语
   E. 郑声

7. 对里证的认识，下列哪项不确切？（　　）

   A. 里证的病位多在内
   B. 情志劳倦所伤多里证
   C. 里证范围极其广泛
   D. 里证可转变为表证
   E. 里证可见恶寒或发热

8. 阳气暴脱病人的面色是：（　　）
   A. 面色无华　　B. 面色淡白
   C. 面色苍白　　D. 面色青紫
   E. 面色青黑

9. 颈侧颔下肿块如豆，累累如串珠，称为：（　　）
   A. 瘰疬　　B. 瘿瘤
   C. 发颐　　D. 痰核
   E. 梅核气

10. 洪脉常见于：（　　）
    A. 气分热盛　　B. 表热
    C. 虚热　　　　D. 失血
    E. 食积

11. 沉而细软，应指无力是：（　　）
    A. 濡脉　　B. 微脉
    C. 细脉　　D. 弱脉
    E. 涩脉

12. 将八纲内容称为"二纲六变"的是：（　　）
    A. 《伤寒杂病论》
    B. 《景岳全书》
    C. 《伤寒六书》
    D. 《伤寒质难》
    E. 《医学六要》

13. 外感病汗出热退身凉者为：（　　）
    A. 表邪入里　　B. 阳气衰少
    C. 汗出亡阳　　D. 真热假寒
    E. 表邪已解

14. 真热假寒证的下列提法哪项不正确？（　　）
    A. 热深厥深　　B. 热极似寒
    C. 阳盛格阴　　D. 热极肢厥
    E. 热极转寒

15．小儿指纹浮显者，多属：（　　）
A．表证　　　B．里证
C．实证　　　D．虚证
E．阳证

16．舌尖起芒刺，多为：（　　）
A．胃肠热盛　　B．胃阴不足
C．心火亢盛　　D．肝胆火盛
E．肾阴亏虚

17．下述哪项多属正常舌象？（　　）
A．舌红起刺　　B．舌面水滑
C．舌苔白腻　　D．舌质淡红
E．舌体歪斜

18．食滞所致呕吐的特点是：（　　）
A．吐物清稀　　B．吐物酸腐
C．干呕无物　　D．喷射状呕
E．朝食暮吐

19．肾病的口味特点是：（　　）
A．口甜　　　B．口酸
C．口咸　　　D．口淡
E．口苦

20．口干欲漱水而不欲咽者，多为：
（　　）
A．阴虚内热　　B．瘀血内阻
C．里热炽盛　　D．湿热内蕴
E．外感温热

21．下列何种脉象轻取即得？（　　）
A．沉脉　　　B．涩脉
C．革脉　　　D．牢脉
E．数脉

22．紧脉的脉象是：（　　）
A．如按琴弦　　B．如按葱管
C．如按鼓皮　　D．如转绳索
E．如按刀刃

23．用指掌稍用力寻抚局部，力达肌层者，称为？（　　）
A．按法　　　B．摸法
C．触法　　　D．压法
E．叩法

24．下列哪项与淡白舌的主病最无关？
（　　）
A．气血虚　　　B．阳虚
C．亡阳　　　　D．阴虚
E．寒证

25．指出下列何项为非病理性汗出：
（　　）
A．天暑汗出　　B．睡时汗出
C．冷汗淋漓　　D．半身汗出
E．但头汗出

26．下述何项不是面色青的主病？
（　　）
A．寒证　　　B．湿证
C．疼痛　　　D．血瘀
E．惊风

27．下列何症不属血瘀证色脉改变的内容？（　　）
A．面色黧黑　　B．肌肤甲错
C．局部刺痛　　D．舌有紫斑
E．脉象细涩

28．下列除哪项外，脉率均较快？
（　　）
A．数脉　　　B．结脉
C．疾脉　　　D．促脉
E．动脉

二、B型题

A．霉腐苔　　　B．腻苔
C．腐苔　　　　D．脓腐苔
E．霉苔

29．舌上黏厚苔一层，有如疮脓者，称为：（　　）

30．苔质致密，颗粒细小，如油腻之状，紧贴舌面者，称为：（　　）

31．苔质疏松，颗粒粗大，如豆腐渣堆积舌面者，称为：
A．从容、和缓、软滑
B．柔和有力，节律整齐

C. 脉率不快，强弱适中

D. 尺脉有力，沉取不绝

E. 不浮不沉，不大不小

32. 脉"有胃"主要指：（ ）

33. 脉"有神"主要指：（ ）

34. 脉"有根"主要指：（ ）

A. 司外揣内　　B. 见微知著

C. 整体审察　　D. 诊法合参

E. 病证结合

35. 独取寸口脉象而知全身之疾，最宜称为：

36. 对舌脉症状等进行综合诊察，最宜称为：（ ）

A. 胸痛　　　　B. 胁痛

C. 脘痛　　　　D. 腰痛

E. 背痛　　　　F. 腹痛

37. 胃腑病变多见：（ ）

38. 肝胆病变多见：（ ）

39. 心肺病变多见：（ ）

40. 肾脏病变多见：（ ）

三、X 型题

41. 卧时面常向里，身重不能转侧者，多属哪些证？（ ）

A. 阴证　　　　B. 阳证

C. 寒证　　　　D. 热证

E. 虚证

42. 紫舌可见于哪些病证？（ ）

A. 热极　　　　B. 寒极

C. 痰湿　　　　D. 肾虚

E. 血瘀

43. 下列哪些属于望舌质的内容？（ ）

A. 胖瘦　　　　B. 厚薄

C. 腻腐　　　　D. 颤动

E. 红绛

44. 指出下列哪些通过问诊可知？（ ）

A. 面赤　　　　B. 汗出

C. 苔黄　　　　D. 浮肿

E. 胸闷

45. 斑疹的主要区别表现在哪些方面？（ ）

A. 成片或成点

B. 色泽明暗

C. 分布情况

D. 是否高出皮肤

E. 压之是否褪色

46. 下列哪些是淡白舌的主病？（ ）

A. 气虚　　　　B. 血虚

C. 阴虚　　　　D. 阳虚

E. 寒饮

四、是非题

47. 哮必兼喘，喘必兼哮，故常合称为"哮喘"。（ ）

48. 气阴两虚证可自汗、盗汗并见。（ ）

49. "整体审察"还包括对病情资料的全面分析、综合判断。（ ）

50. 淡红舌可见于外感病初起尚未伤及气血和内脏者。（ ）

51. 卫气营血辨证的重点在于阐述外感温热病各阶段的病变特点。（ ）

52. 眩晕欲仆，头摇肢麻，言謇，舌红，脉弦数有力。诊断为热极生风。（ ）

五、填空题

53. 六经辨证主要包括_____病证、_____病证、_____病证、_____病证、_____病证、_____-病证。（3分）

54. 寒热的类型包括_____、_____、_____、_____。（2分）

55. 病名诊断的意义，一是_____，二是_____。（2分）

56. 气血同病的常见证有_____，_____，_____，_____，_____。（2分）

六、简答题

57. 临床上极危重的虚证有哪些？（2分）

58. 正常舌象有什么特征？（3分）

59. 呃逆与嗳气的特点有何不同？（4分）

60. 简述滑脉的脉象特征及其主病？（3分）

七、判断说明题

61. 诊脉时若在寸口部不见脉搏，必定是无脉症。（3分）（　　）理由：

62. 呃逆不皆属于病态。（3分）（　　）理由：

63. 按诊为中医诊法中的次要内容，故临床一般可以舍弃。（4分）（　　）理由：

八、论述题

64. 试述虚证失神的表现及其意义。（6分）

65. 表证与里证的主要鉴别点有哪些？（5分）

66. 中医诊断的基本原理与基本原则各是哪些？（6分）

 试卷二答案

一、A型题

1.B	2.A	3.D	4.B	5.D
6.B	7.D	8.C	9.A	10.A
11.D	12.B	13.E	14.E	15.A
16.C	17.D	18.B	19.C	20.B
21.C	22.D	23.B	24.D	25.A
26.B	27.C	28.B		

二、B型题

29.D	30.B	31.C	32.A	33.B
34.D	35.B	36.D	37.C	38.B
39.A	40.D			

三、X型题

41.A，C，E　42.A，B，E

43.A，D，E　44.B，E

45.A，D，E　46.A，B，D，E

四、是非题

47.N　48.Y　49.Y　50.Y　51.Y

52.N

五、填空题

53. 太阳、少阳、阳明、太阴、少阴、厥阴（各0.5分）。共3分

54. 恶寒发热（0.5分），但寒不热（0.5分），但热不寒（0.5分），寒热往来（0.5分）。共2分

55. 把握病变规律（1分），指导治疗（1分）。共2分

56. 气滞血瘀证，气虚血瘀证，气血两虚证，气不摄血证，气随血脱证等（各0.4分）。共2分

六、简答题

57. 亡阴证（0.5分），亡阳证（0.5分），气脱证（0.5分），血脱证（0.5分）等。共2分

58. 淡红舌（0.5分），薄白苔（0.5分）。具体说：舌色淡红明润（0.5分），舌质柔软灵活（0.5分），舌苔薄白均匀（0.5分），苔质干湿适中（0.5分）。共3分

59. 呃逆是胃气上逆，引动膈气，从咽部发出的一种不由自主的冲击声（1分），

135

声短而频，呃呃作响（1分）。嗳气是胃中气体上出咽部所发出的声响（1分），其声沉长而缓（1分）。共4分

60．往来流利，应指圆滑，如盘走珠（1分）。主实热（0.5分）、痰湿（0.5分）、食积（0.5分），亦见于妊娠及青年人（0.5分）。共3分

七、判断说明题

61．（×）（1分）。理由：寸口部不见脉搏，除了无脉症以外（1分），还可见于正常人之反关脉（1分）。共3分

62．（√）（1分）。理由：因饮食刺激或偶感风寒，导致一时性胃气上逆动膈时（1分），可出现短暂呃逆（1分）。共3分

63．（×）（1分）。理由：按诊作为切诊的一部分（1分），可进一步探明病位、性质和病情程度（1分），为全面分析病情，判断疾病提供重要指征和依据（1分）。共4分

八、论述题

64．表现为精神萎靡（0.5分），面色无华（0.5分），两目晦暗（0.5分），呼吸气微或喘促（0.5分），意识模糊（0.5），形体羸瘦（0.5分），手撒尿遗（0.5分），反应迟钝（0.5分）。提示精气大伤，机能衰减，属久病重病（2分）。共6分

65．表证多新起恶寒发热并见，里证常寒热不并见（1分）；表证头身痛鼻塞等症多见，里证则非必有（1分）；表证内脏症状不突出，而里证则明显，且为主症（1分）；表证脉多浮，里证脉多沉（1分）；表证舌象变化不明显，里证舌象有明显变化（1分）。共5分

66．中医诊断的基本原理是司外揣内（1分），见微知著（1分），以常衡变（1分）。中医诊断的基本原则是整体审察（1分），诊法合参（1分），病证结合（1分）。共6分

试卷三

一、A型题

1. "体征"是指下列哪项?（   ）
   A. 微恶风寒　　B. 舌红苔黄
   C. 脾气亏虚　　D. 耳中暴鸣
   E. 口苦而干

2. 面色淡白虚浮,多属:（   ）
   A. 阴虚　　　　B. 亡阳
   C. 气虚　　　　D. 阳虚水泛
   E. 血虚

3. 下列何种病变常见眼窝凹陷?
（   ）
   A. 阳虚水泛　　B. 肝火犯肺
   C. 肾精亏虚　　D. 脾胃气虚
   E. 津伤液耗

4. 下列哪项常可判断肾与膀胱病变:
（   ）
   A. 舌尖　　　　B. 舌中
   C. 舌根　　　　D. 舌系带
   E. 舌色

5. 下列哪项常见紫舌?（   ）
   A. 痰饮　　　　B. 血瘀
   C. 气滞　　　　D. 虫积
   E. 阴虚

6. 淡白舌、白滑苔,常提示:（   ）
   A. 气虚湿困　　B. 脾胃湿热
   C. 营分有热　　D. 食积胃肠
   E. 肝经瘀血

7. 下列哪项表现为神识不清,语无伦次,声高有力?（   ）
   A. 错语　　　　B. 谵语
   C. 郑声　　　　D. 呓语
   E. 失语

8. 下列哪项为脾胃虚弱所致脘腹疼痛的特点?（   ）

9. 下列哪项为沉脉的主要变化?
（   ）
   A. 脉位　　　　B. 脉力
   C. 脉宽　　　　D. 节律
   E. 至数

10. 下列何脉多提示气滞血瘀证?
（   ）
    A. 紧脉　　　　B. 实脉
    C. 沉脉　　　　D. 涩脉
    E. 滑脉

11. 下列哪种属濡脉?（   ）
    A. 浮大无力　　B. 沉细而软
    C. 浮细而软　　D. 极细极软
    E. 脉细如线

12. 下列哪种改变提示疮疡已成脓?
（   ）
    A. 根盘收束而隆起
    B. 肿而硬板不热
    C. 根盘平塌漫肿
    D. 按之边硬而顶软
    E. 按之坚硬

13. 下列哪项为阳虚证最主要的表现?
（   ）
    A. 舌苔薄白而润
    B. 大便溏泻不爽
    C. 面色白舌质淡
    D. 脉浮沉皆无力
    E. 经常畏寒肢凉

14. 对诊断"气陷"最有价值的是哪项?（   ）
    A. 头晕眼花　　B. 气短乏力
    C. 内脏下垂　　D. 大便稀溏
    E. 舌淡苔白

15. 心脉痹阻证,体胖而以闷痛为特点者,属于:（   ）

A. 隐痛　　　　B. 胀痛
C. 窜痛　　　　D. 冷痛
E. 绞痛

137

A. 痰阻心脉　　B. 热扰心脉
C. 瘀阻心脉　　D. 气滞心脉
E. 寒凝心脉

16. 下述哪一项为形象寓意式病名？
（　　）
A. 绣球风　　B. 肺咳
C. 胸痹　　D. 骨折
E. 脑络痹

17. 下列何证常表现为胃脘冷痛喜按，泛吐清水，口淡不渴，舌质淡嫩，脉沉迟？
（　　）
A. 阳虚胃寒证　B. 脾肾阳虚证
C. 寒滞胃肠证　D. 肝气犯胃证
E. 肝郁脾虚证

18. 下列哪项最易导致胆郁痰扰证？
（　　）
A. 饮酒食甘　　B. 劳累疲乏
C. 情志不遂　　D. 感受外邪
E. 先天不足

19. 下列哪项可同时出现血虚的证候？
（　　）
A. 脾肝　　B. 心脾
C. 肺脾　　D. 心肝
E. 心肾

20. 热入营分证的口渴特点是：（　　）
A. 渴欲饮冷
B. 但欲漱水不欲咽
C. 口渴引饮
D. 口不甚渴
E. 饮入即吐

21. 下列哪一项最影响病人如实、准确地反映病情：（　　）
A. 年龄老幼
B. 关心病情程度
C. 表达能力
D. 性格特征
E. 神志状况

22. 下列哪项不是风水相搏证的临床表现？（　　）
A. 腰酸耳鸣　　B. 头面先肿
C. 发病急骤　　D. 恶风微热
E. 脉浮或濡

23. 面赤不见于下列哪项？（　　）
A. 实热证　　B. 阴虚证
C. 戴阳证　　D. 肝火证
E. 肾虚水停

24. 听声音的内容不包括下列哪项？
（　　）
A. 呼吸　　B. 呵欠
C. 咳嗽　　D. 耳鸣
E. 语言

25. 下列哪项不是八纲的证候？（　　）
A. 热证　　B. 阳证
C. 本证　　D. 实证
E. 寒证

26. 下列哪项不属于水液停聚的病证？
（　　）
A. 水证　　B. 饮证
C. 脓证　　D. 痰证
E. 湿证

27. 下列哪项对诊断肾阴虚最无意义？
（　　）
A. 潮热盗汗　　B. 舌红少苔
C. 脉细而数　　D. 眩晕健忘
E. 阳事不举

28. 少阳病的临床表现不包括下列哪项？（　　）
A. 便秘腹胀　　B. 口苦目眩
C. 神情嘿嘿　　D. 寒热往来
E. 胸胁苦满

二、B型题

A. 寒湿内蕴　　B. 食积化热
C. 热盛伤津　　D. 寒湿化热
E. 热入营血

29. 苔黄而腐腻者为：（　　）

138

30. 苔白而滑腻者为：（　　）
31. 舌红苔黄白而腻者为：（　　）

　　A. 浮散无根　　B. 浮大中空
　　C. 浮大有力　　D. 浮而细软
　　E. 如按鼓皮

32. 芤脉的脉象特征是：（　　）
33. 洪脉的脉象特征是：（　　）
34. 革脉的脉象特征是：（　　）

　　A. 风寒犯肺证　B. 寒痰阻肺证
　　C. 饮停胸胁证　D. 风寒表实证
　　E. 肺气亏虚证

35. 喘哮，咳痰量多，畏寒肢冷，胸满闷者，最宜诊断为：（　　）

36. 恶寒发热，身痛无汗，微咳，脉浮紧者，最宜诊断为：（　　）

37. 咳嗽咯痰清稀，喘息短气，自汗畏风者，最宜诊断为：（　　）

　　A. 口唇青黑　　B. 口唇深红
　　C. 口角流涎　　D. 口唇淡白
　　E. 口唇青紫　　F. 口唇干裂

38. 里热实证者可见：（　　）

39. 津液亏虚者可见：（　　）

　　A. 痰证　　　　B. 毒证
　　C. 水停证　　　D. 食积证
　　E. 饮证　　　　F. 脓证
　　G. 气滞证　　　H. 虫积证

40. 右背生疮，红肿疼痛，疮顶软而有黄点，触痛甚，发热口渴，舌红苔黄，脉滑。为：（　　）

41. 颈部肿块已半年，质柔圆滑，推之可移，无压痛，皮色不变，舌象无异，脉弦。为：（　　）

42. 时腹痛，痛时或可触及条索状包块，食欲不振，体瘦，口微渴，苔薄黄，脉缓。为：（　　）

三、X型题

43. 下列哪些属于证名？（　　）

　　A. 膀胱湿热　　B. 胃失和降
　　C. 腹胀作痛　　D. 头面疔疮
　　E. 肝肾阴虚

44. 面色发白可见于哪些病证？（　　）
　　A. 寒证　　　　B. 虚证
　　C. 血虚　　　　D. 水肿
　　E. 高热

45. 燥苔的主病有哪些：（　　）
　　A. 气血两虚证
　　B. 阴虚内热证
　　C. 阳虚气不化津
　　D. 燥邪犯肺证
　　E. 气营两燔证

46. 下列哪些是小儿易患的病症？（　　）
　　A. 感冒　　　　B. 惊风
　　C. 眩晕　　　　D. 呕吐
　　E. 泄泻

47. 按胸胁可诊察下列哪些脏腑的病变？（　　）
　　A. 肝　　　　　B. 胆
　　C. 肾　　　　　D. 心
　　E. 肺

48. 下列哪些阴虚证临床常见？（　　）
　　A. 肝阴虚证　　B. 脾阴虚证
　　C. 肾阴虚证　　D. 心阴虚证
　　E. 肺阴虚证

49. 燥证表现的证候有哪些？（　　）
　　A. 皮肤干燥　　B. 气候干燥
　　C. 鼻咽干燥　　D. 大便干燥
　　E. 口唇干燥

50. 下列哪些是肝气郁结的常见临床表现？（　　）
　　A. 胁胀叹息　　B. 咳嗽咯痰
　　C. 情志抑郁　　D. 胸部胀满
　　E. 月经不调

51. 下列哪些可以是肾气不固证的临床表现？（　　）

A. 多次滑胎　　　B. 男子遗精
C. 大便溏泻　　　D. 小便失禁
E. 小便闭涩

52. 下列哪些常是真寒假热证的假热现象？（　　）

A. 口渴或咽痛　　B. 烦热恶衣被
C. 面色红如妆　　D. 舌红而少津
E. 脉沉细无力

四、是非题

53. 根据见微知著的诊断原理，故独取寸口可以诊全身之疾。（　　）

54. 小儿外感表证，常见指纹鲜红。（　　）

55. 察舌诊病时，观察的时间越长越好。（　　）

56. 有胃有神有根的脉为平脉，故病脉的特征是无胃无神无根。（　　）

57. 所谓"里证出表"，是指里证变成表证。（　　）

58. 寒邪直中而内侵脏腑，称为"中寒"。（　　）

59. 1953年卫生部将诊籍、医案、病历等，统一定为病案。（　　）

五、填空题

60. 舌淡胖大而润，舌边有齿痕，多属_____，或_____。（2分）

61. 常用的叩击法有_____和_____两种。（2分）

62. 热闭心神证是以_____及_____为审证要点。（2分）

63. 太阳伤寒证是以_____、_____、_____、_____为辨证依据。（2分）

六、简答题

64. 试述"诊断"的概念。（3分）

65. 肺热炽盛证的常见临床表现有哪些？（4分）

七、判断说明题

66. 淡白舌即枯白舌。（3分）（　　）理由：

67. 望口与唇的异常变化，主要可以诊察脾与胃的病变。（3分）（　　）理由：

八、论述题

68. 什么叫战汗？战汗有何临床意义？（6分）

69. 何谓肝郁脾虚证？何谓肝胃不和证？（6分）

九、病案分析题

70. 男，44岁，二天前气温骤然升高，汗出当风，次日即见咳嗽，发热微恶风寒。今日上症加剧而来医院门诊。现症见咳嗽，咯痰黄稠，发热微恶风寒，鼻塞流涕，咽喉红肿疼痛，口微渴，少汗，舌尖红，苔薄黄，脉浮数。要求写出主诉；作出八纲结论；进行证候分析；确定证名。（8分）

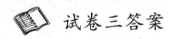 试卷三答案

一、A型题

1.B	2.D	3.E	4.C	5.B
6.A	7.B	8.A	9.A	10.D
11.C	12.D	13.E	14.C	15.A
16.A	17.A	18.C	19.D	20.D
21.E	22.A	23.E	24.D	25.C
26.C	27.E	28.A		

二、B型题

| 29.B | 30.A | 31.D | 32.B | 33.C |
| 34.E | 35.B | 36.D | 37.E | 38.B |

39.F 40.F 41.A 42.H

三、X 型题

43.A, E 　　　　44.A, B, C, D
45.B, C, D, E 46.A, B, D, E
47.A, B, D, E 48.A, C, D, E
49.A, C, D, E 50.A, C, D, E
51.A, B, D 　　52.A, B, C

四、是非题

53.Y 54.Y 55.N 56.N 57.N
58.Y 59.Y

五、填空题

60.寒湿壅盛（1分），阳虚水湿内停
（1分）。共2分

61.直接叩击法（1分），间接叩击法
（1分）。共2分

62.神昏谵语（1分），火热证候（1
分）。共2分

63.恶寒（0.5分），无汗（0.5分），
头身痛（0.5分），脉浮紧（0.5分）。共2
分

六、简答题

64.诊，诊察了解（0.5分）；断，分析
判断（0.5）。诊断即诊察病情，判断病、证
（2分）。共3分

65.咳嗽（0.5分），气粗而喘（0.5
分），鼻煽气灼（0.5分），胸痛（0.5分），
发热（0.5分），口渴（0.5分），小便短赤，
大便秘结（0.5分），舌红苔黄，脉洪数
（0.5分）。共4分

七、判断说明题

66.（×）（1分）。理由：淡白舌是指

比正常舌色淡（1分）；枯白舌是指舌体几
无血色（1分）。共3分

67.（√）（1分）。理由：因脾开窍于
口，其华在唇，手足阳明经环绕口唇，口唇
与脾胃关系密切（1分），故主要可诊察脾
与胃的病变（1分）。共3分

八、论述题

68.病势沉重时，先见恶寒战栗而后汗
出，称为战汗（3分）。战汗是病变发展的
转折点（1分）；若汗出热退，脉静身凉者，
为邪去正复佳兆（1分）；若汗出身热不减，
烦躁不安，脉来急疾者，为邪胜正衰之危候
（1分）。共6分

69.肝郁脾虚证是指肝失疏泄，脾失健
运，以胁胀作痛、情志抑郁、腹胀、便溏等
为主症的证候（3分）。肝胃不和证是指肝
气郁滞，胃失和降，以脘胁胀痛、嗳气、吞
酸、情绪抑郁等为主症的证候（3分）。共6
分

九、病案分析题

70.主诉——咳嗽伴发热3日（2分）。
八纲——表证，实证，热证，阳证（2分）。
分析——汗出当风，风热犯肺，肺失清肃而
致病（1分）；咳嗽，咯痰黄稠，鼻塞流涕，
咽喉红肿热痛，为风热犯肺，肺失清肃（1
分）；发热，微恶寒，少汗，口微渴，舌尖
红，苔薄黄，脉浮数，为风热袭表，卫气失
和（1分）。证名——风热犯肺证（1分）。
共8分

试卷四

一、A型题

1. 形盛气虚的表现为下列哪项？
（ ）

    A. 大骨枯槁，大肉陷下

    B. 形体肥胖，神疲乏力

    C. 体瘦能食，舌红苔黄

    D. 体瘦食少，舌淡苔白

    E. 体胖能食，肌肉坚实

2. 下列哪种唇色提示为血瘀？（ ）

    A. 青黑   B. 樱红

    C. 深红   D. 青紫

    E. 淡白

3. 呕吐物秽浊有酸臭味者，属于下列哪项？（ ）

    A. 寒呕   B. 伤食

    C. 热呕   D. 痰饮

    E. 肝气犯胃

4. 下列哪项表现为痰少而黏，难于咯出？（ ）

    A. 湿痰   B. 寒痰

    C. 热痰   D. 燥痰

    E. 肺痈

5. 下列哪种舌象提示为阳虚水停？
（ ）

    A. 舌淡，舌痿软

    B. 舌淡胖有齿痕

    C. 舌紫暗而强硬

    D. 苔黄，舌红绛

    E. 舌淡白而瘦薄

6. 询问家族史的意义是：（ ）

    A. 排除遗传病

    B. 分析病因

    C. 辨别病性

    D. 确定病位

    E. 推断预后

7. 舌苔由薄转厚提示？（ ）

    A. 热盛伤津   B. 邪气入里

    C. 正气亏虚   D. 表寒化热

    E. 由实转虚

8. 下列何病表现为咳声短促，咳后有鸡啼样回声？（ ）

    A. 白喉   B. 肺燥

    C. 顿咳   D. 肺痿

    E. 肺痈

9. "除中"的表现特点是病情危重而：
（ ）

    A. 食欲不振   B. 食量渐增

    C. 突然暴食   D. 食欲渐复

    E. 食量渐减

10. 极细极软、若有若无的脉是：
（ ）

    A. 细脉   B. 涩脉

    C. 弱脉   D. 伏脉

    E. 微脉

11. 下列何脉表现为脉的紧张度较低？
（ ）

    A. 紧脉   B. 濡脉

    C. 革脉   D. 弦脉

    E. 牢脉

12. 下列哪项表现为腹部肿块推之不移，痛有定处？（ ）

    A. 癥积   B. 瘕聚

    C. 肠痈   D. 结胸

    E. 痞满

13. 水液代谢失常的病理产物，由清稀到稠浊的排列顺序，哪项最正确？（ ）

    A. 水湿痰饮   B. 痰饮水湿

    C. 湿痰水饮   D. 湿水饮痰

    E. 湿饮水痰

14. 肝郁气滞证的表现，多为胁痛与下列哪项共见？（ ）

    A. 急躁易怒，面红目赤

B．便溏不爽，食少腹胀

C．头目胀痛，口苦口渴

D．情志抑郁，常喜太息

E．头晕目眩，月经失调

15．长期咳喘，心悸，下肢水肿，咯痰，面白，腰膝酸冷，舌淡苔滑，脉弱，最宜诊断为：（　　）

A．肾虚水泛证　　B．脾肾阳虚证

C．脾阳气虚证　　D．肾不纳气证

E．心阳亏虚证

16．下列哪项是心血虚证与心阴虚证的共同见症？（　　）

A．盗汗　　　　　B．舌淡

C．脉细数　　　　D．失眠

E．心烦

17．胁肋隐痛，咽干，烦热盗汗，失眠，头晕目眩，遗精，脉细数，最宜诊断为：（　　）

A．肝肾阴虚证　　B．肺肾阴虚证

C．肝火炽盛证　　D．心肾阴虚证

E．肝阴不足证

18．下列哪项对诊断脾肾阳虚证最有意义？（　　）

A．身肿泄泻，形寒肢冷

B．腰膝酸软，下肢水肿

C．食少腹胀，便溏畏冷

D．舌淡苔白，脉象沉迟

E．腹痛绵绵，肢体浮肿

19．早泄，神疲，少气乏力，腰酸耳鸣，面白，舌淡，脉弱，最宜诊断为：（　　）

A．肾阳亏虚证　　B．肾气不固证

C．肾阴亏虚证　　D．肾精不足证

E．心肾不交证

20．鉴别营分证与阳明腑实证所致神昏谵语的要点是哪项？（　　）

A．起病的缓急

B．有无手足抽搐

C．虚热或是实热

D．有无便秘腹痛

E．发热的高低

21．要求住院病历完成的时间是：（　　）

A．入院48小时内

B．住院的即时

C．入院24小时内

D．入院12小时内

E．出院前24小时内

22．亡阳与亡阴的区别点不包括下列哪项？（　　）

A．病势急迫或危重

B．汗质稀冷或热稠

C．四肢厥冷或温和

D．舌质白润或红干

E．脉象微弱或数疾

23．下列何证最不可能见到舌苔润泽？（　　）

A．亡阳证　　　　B．凉燥证

C．湿证初起　　　D．瘀血证

E．表寒证

24．涩脉的主病不包括下列哪项？（　　）

A．湿邪困阻　　　B．精伤小产

C．血液亏少　　　D．气虚血瘀

E．气滞血瘀

25．数脉的主病最不应包括下列哪项？（　　）

A．寒凝　　　　　B．虚热

C．实热　　　　　D．阴虚

E．阳亢

26．虚实之间的关系，下列哪项相对少见？（　　）

A．虚实转化　　　B．因实致虚

C．纯实无虚　　　D．虚实真假

E．虚实夹杂

27．下述哪组兼并证最少见？（　　）

A. 暑热，热毒

B. 痰热，瘀热

C. 热饮，水热

D. 痰热，湿热

E. 风热，燥热

28. "血瘀"的主要表现，不包括下列哪项？（　　）

A. 包块　　B. 胀满

C. 出血　　D. 脉涩

E. 刺痛

29. 个人生活史不应包括下列哪项？（　　）

A. 既往患病情况

B. 生活与工作情况

C. 烟酒嗜好

D. 婚姻生育情况

E. 饮食习惯

30. 营分证的表现，一般不包括下列哪项？（　　）

A. 舌质色绛　　B. 心烦不寐

C. 口不甚渴　　D. 吐血衄血

E. 身热夜甚

二、B型题

A. 里实热证

B. 外感表证

C. 痛症、惊风

D. 血络郁闭

E. 脾虚、疳积

31. 小儿指纹色淡白的主病是：（　　）

32. 小儿指纹色青的主病是：（　　）

A. 掣痛　　B. 胀痛

C. 绞痛　　D. 灼痛

E. 空痛

33. 气滞所致疼痛多为：（　　）

34. 结石阻塞致痛多为：（　　）

35. 精血亏虚致痛多为：（　　）

A. 痰　　B. 脓

C. 水　　D. 湿

E. 饮

36. 哪种病理产物常随体位而改变？（　　）

37. 哪种病理产物常可弥漫于全身？（　　）

38. 哪种病理产物可流窜结成包块？（　　）

A. 发热恶寒　　B. 发热无汗

C. 头身疼痛　　D. 轻微咳嗽

E. 脉浮而紧

39. 风寒表实证的特征性资料为：（　　）

40. 风寒表实证的偶见性资料为：（　　）

A. 饮停证　　B. 食积证

C. 脓毒证　　D. 实热证

E. 津亏证　　F. 外燥证

G. 阴虚证　　H. 虫积证

41. 口鼻干燥，时欲饮水，喉痒作咳，大便干结，舌苔薄黄少津，脉浮数。为：（　　）

42. 胃脘痞闷，腹部辘辘有声，口渴，时吐多量清水，舌苔白润，脉弦滑。为：（　　）

43. 吐泻之后，口渴心烦，皮肤干瘪，眼窝凹陷，舌淡苔薄黄，脉细无力。为：（　　）

A. 疳积　　B. 痹病

C. 哮病　　D. 阳痿

E. 肺咳　　F. 矽肺

44. 上述何病症与年龄有关：（　　）

45. 上述何病症与性别有关：（　　）

46. 上述何病症与职业有关：（　　）

三、X型题

47. 望舌应注意的事项有哪些？（　　）

A. 伸舌时间　　B. 伸舌姿势

C. 光线　　　　D. 性别

E. 染苔

48. 下列哪些是正常舌象的特征?
（　　）

A. 舌质淡红　　B. 胖瘦适中

C. 灵活自如　　D. 舌体痿软

E. 舌苔致密

49. 下列哪些证可见到泄泻?（　　）

A. 脾肾阳虚证　　B. 大肠湿热证

C. 食滞胃肠证　　D. 脾胃气虚证

E. 肾阴亏虚证

50. 按诊时一般采取的基本体位有哪几种?（　　）

A. 截石位　　B. 仰卧位

C. 侧卧位　　D. 坐位

E. 俯卧位

51. 八纲间的关系，临床最常见的有哪些?（　　）

A. 热证转寒　　B. 寒证化热

C. 里证出表　　D. 表证入里

E. 虚证转实

52. 少阴寒化证的辨证依据有哪些?
（　　）

A. 肢厥脉微　　B. 大汗淋漓

C. 下利清稀　　D. 四肢抽搐

E. 无热恶寒

53. 燥邪犯肺证与肺阴虚证的鉴别要点有哪些?（　　）

A. 有无胸痛咯血

B. 有无潮热盗汗

C. 痰的稀稠多少

D. 有无微热恶风

E. 痰易咯或难咯

54. 下列哪些是以主要体征作为病名?
（　　）

A. 胸痹　　B. 白喉

C. 脓耳　　D. 麻疹

E. 风眩

四、是非题

55. 小儿舌象多舌质淡嫩，老人舌象常少苔或剥苔。（　　）

56. 迟脉主寒证，一般不见于实热证。
（　　）

57. 里证、实证、虚证等，皆为完整而具体的证。（　　）

58. 辨证时的"反证法"，是指从反面找出不属于某证的依据。（　　）

五、填空题

59. 老年人脉多_____，肥胖者脉多_____，消瘦者脉多_____。(3分)

60. 导致实寒证的常见原因有_____、_____、_____。(3分)

61. 尿次和尿量要受_____、_____、_____等因素的影响。(2分)

62. 《中医病历书写基本规范》适用的范围是_____、_____。(2分)

六、简答题

63. 如何理解"非表即里"?(2分)

64. 试述脾气虚的临床表现有哪些?(4分)

65. 何谓"异病同证"?(2分)

七、判断说明题

66. 燥苔与糙苔都是指舌苔干燥。（3分）（　　）理由:

67. 身热夜甚，心烦神昏，口不甚渴，舌质红绛，脉细数。按卫气营血辨证，应属血分证。（3分）（　　）理由:

八、论述题

68. 请列出6项虚证，并各列其3项主症。(6分)

69. 试述按诊应注意考察哪些情况？（4分）

九、病案分析题

70. 女，34岁。近日来多次发作右上腹疼痛，伴恶心呕吐。昨夜又突发右上腹及胁肋部绞痛，伴高热寒战，呕吐一次，口苦，面目俱黄、色鲜明，便秘尿黄，舌红苔黄腻，脉弦数。要求写出辨证结论并进行证候分析。（8分）

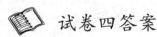 试卷四答案

一、A型题

1.B 2.D 3.C 4.D 5.B
6.A 7.B 8.C 9.C 10.E
11.B 12.A 13.D 14.D 15.A
16.D 17.A 18.A 19.B 20.D
21.C 22.A 23.B 24.A 25.A
26.C 27.C 28.B 29.A 30.D

二、B型题

31.E 32.C 33.B 34.C 35.E
36.C 37.D 38.A 39.E 40.D
41.F 42.A 43.E 44.A 45.D
46.F

三、X型题

47.A，B，C，E 48.A，B，C
49.A，B，C，D 50.B，C，D
51.A，B，D   52.A，C，E
53.B，D   54.B，C，D

四、是非题

55.N 56.Y 57.N 58.Y

五、填空题

59. 弦（1分），沉（1分），浮（1分）。共3分

60. 衣单露宿（1分），淋雨下水（1分），食生饮冷（1分）。共3分

61. 饮水（0.5分），温度（0.5分），出汗（0.5分），年龄（0.5分）。共2分

62. 中医（1分），中西医结合医疗机构（1分）。共2分

六、简答题

63. 凡不是表证及半表半里证的特定证候，一般都属里证的范畴。（2分）

64. 不欲食，纳少（0.5分），脘腹胀满，食后胀甚（0.5分），大便溏稀（0.5分），神疲乏力，少气懒言（0.5分），形体消瘦或肥胖、浮肿（0.5分），面色萎黄（0.5分），舌淡苔白（0.5分），脉缓或弱（0.5分）。共4分

65. 指疾病的病种（病名）虽然不同（1分），但疾病当前的本质——“证”相同（1分）。共2分

七、判断说明题

66. （√）（1分）。理由：两者均可为干燥之舌苔，但程度有别（1分）。糙苔可由燥苔进一步发展而成（1分）。共3分

67. （×）（1分）。其证候为邪热灼伤营阴之象（1分）。无血分证应见的耗血、动血、动风之证（1分）。共3分

八、论述题

68. 阴虚证——潮热，盗汗，脉细数；气虚证——气短，乏力，神疲；血虚证——舌淡，面白或萎黄，脉细；阳虚证——畏冷，肢凉，脉迟无力；津液亏虚证——口燥咽干，皮肤干燥或枯瘪，舌干燥；精髓亏虚

146

证——生长发育迟缓，男子不育或女子不孕，头晕健忘。各1分，共6分

69．应注意考察局部的冷热（1分），皮肤的润燥情况（1分），有无肿胀或肿块，肿胀的程度，肿块的大小、质地、形态（1分），有否压痛等（1分）。共4分

九、病案分析题

70．辨证结论——肝胆湿热证（2分）。

分析——肝胆湿热，热毒偏重，阻遏气机，故右胁绞痛，高热寒战（2分）；肝胆湿热，熏蒸肌肤，故面目俱黄（2分）；湿热内蕴，故呕恶口苦，溲赤便干（1分），舌苔、脉象皆为肝胆湿热，热毒偏重之象（1分）。共8分

试卷五

一、A 型题

1. 主诉最不能写哪项？（　　）
   A. 主要症状　　B. 持续时间
   C. 主要体征　　D. 主要病名
   E. 病状特征

2. 小儿惊风的典型面色是：（　　）
   A. 面色淡青或青紫
   B. 面色与口唇青紫
   C. 眉间、鼻柱、唇周发青
   D. 面色青黄
   E. 面白而泛红如妆

3. 肌肤初扪之不觉很热，扪之稍久即感灼手者，宜称为：（　　）
   A. 身有微热　　B. 壮热不已
   C. 身热不扬　　D. 骨蒸发热
   E. 潮热不退

4. 某些饮食或药物，使舌苔颜色发生改变，称为：（　　）
   A. 腻苔　　B. 腐苔
   C. 滑苔　　D. 假苔
   E. 染苔

5. 判断正气渐衰，可见：（　　）
   A. 舌苔剥落后复生新苔
   B. 舌苔从全到剥落
   C. 未剥落处似有滑苔
   D. 舌苔由润变干燥
   E. 舌质由红润变青紫

6. 病人咳声如犬吠者，多属：（　　）
   A. 顿咳　　B. 白喉
   C. 燥咳　　D. 肺痨
   E. 肺痿

7. 指出下列哪项可属命门火衰？（　　）
   A. 大便干结如羊屎
   B. 大便先干后溏

   C. 大便时干时稀
   D. 大便夹脓血黏液
   E. 便中完谷未化

8. 缓脉常见于：（　　）
   A. 痰饮内停　　B. 湿邪困阻
   C. 气滞血瘀　　D. 食积停滞
   E. 虚阳浮越

9. 代脉的脉象是：（　　）
   A. 缓而时止，止无定数
   B. 数而时止，止无定数
   C. 数而时止，止有定数
   D. 脉来迟缓，良久一至
   E. 脉迟时止，止有定数

10. 右胁下肿块，表面平而质硬，压痛不明显，多属：（　　）
    A. 肝郁　　B. 肝虚
    C. 肝积　　D. 肝癌
    E. 疟母

11. 下述哪种说法最正确？（　　）
    A. 里证的病位在内脏
    B. 皮肤的病可有里证
    C. 里证以脏腑证候为主
    D. 里证无表证特征证候
    E. 沉脉是里证的标志

12. 八纲作为辨证的主要内容，实际形成于：（　　）
    A.《内经》　　B.《伤寒论》
    C. 明代　　D. 清代
    E. 民国时期

13. 病人便溏，伴见纳呆呕恶，脘腹胀闷，头重如裹，苔白腻，最宜诊断为：（　　）
    A. 湿热蕴脾证　　B. 风湿犯表证
    C. 脾阳亏虚证　　D. 寒湿困脾证
    E. 肝脾不和证

14. 下列哪项最宜诊断为肾阳虚证？（　　）
    A. 阳事不举，腰痛畏寒

B. 腰酸耳鸣，夜尿频多

C. 呼多吸少，动则喘甚

D. 梦遗早泄，烦热盗汗

E. 形寒肢冷，舌淡脉弱

15. 咳嗽，痰黄，胸胁痛，面红，烦热，易怒，咽燥，舌红苔黄，脉弦数，最宜诊断为：（　　）

　　A. 痰热蕴肺证　B. 肺热炽盛证

　　C. 肝火犯肺证　D. 肺燥津亏证

　　E. 风热犯肺证

16. 湿热蕴脾证与肝经湿热证的鉴别，最有意义的是：（　　）

　　A. 是否舌红苔黄腻

　　B. 是否阴部瘙痒

　　C. 是否身目发黄

　　D. 是否食少便溏

　　E. 是否腹胀呕恶

17. 下列哪项对鉴别风寒表证和风寒犯肺证最有意义？（　　）

　　A. 咳嗽的轻重

　　B. 口渴或不渴

　　C. 是否发热恶寒

　　D. 是否舌苔薄白

　　E. 有汗或无汗

18. 少阴热化证的主要临床表现是：（　　）

　　A. 脉微细，但欲寐

　　B. 舌尖红，脉细数

　　C. 口燥咽干，脉数

　　D. 心中烦热，失眠

　　E. 身目黄，脉沉结

19. 下列哪项对诊断热扰心神证最有意义？（　　）

　　A. 心烦不寐，谵语，舌绛

　　B. 神昏，谵语，苔黄腻

　　C. 神昏谵语，舌蹇肢厥

　　D. 身热夜甚，吐血衄血

　　E. 神昏谵语，腹满便秘

20. 暑季游泳后，突发腹痛如绞，恶心呕吐，口渴无汗，面白，微发热，脉弦数。为：（　　）

　　A. 寒凝气滞证　B. 风寒表实证

　　C. 暑闭气机证　D. 暑湿袭表证

　　E. 寒中胃肠证

21. 下列哪项不是中医诊断的原理？（　　）

　　A. 望闻问切四诊并用

　　B. 知其常而达其变

　　C. 黑箱、全息原理

　　D. 诊局部而能知全身

　　E. 有诸内者形诸外

22. 下列哪项非阳脏人的表现？（　　）

　　A. 体形瘦长　　B. 头长形

　　C. 颈细长　　　D. 肩宽胸厚

　　E. 体姿多前屈

23. 下列哪项不可能形成紫舌？（　　）

　　A. 阴寒内盛，气血不畅

　　B. 热毒炽盛，热入营血

　　C. 肺失宣肃，气机不畅

　　D. 肝失疏泄，气郁不达

　　E. 脾失健运，湿浊内阻

24. 下列哪项不属问现病史的内容？（　　）

　　A. 疾病发生情况

　　B. 过去患病情况

　　C. 病情演变过程

　　D. 作过何种检查

　　E. 经过哪些治疗

25. 下列哪项不是动脉的脉象特征？（　　）

　　A. 如珠走盘　　B. 脉来有力

　　C. 如按琴弦　　D. 脉短如豆

　　E. 脉动较数

26. 下列除哪项外均为复合脉？（　　）

　　A. 洪脉　　　　B. 动脉

　　C. 微脉　　　　D. 疾脉

E. 促脉

27. 下列哪项对诊断肾精不足证最无意义？（　　）

  A. 烦热盗汗 B. 健忘恍惚

  C. 经闭不孕 D. 耳鸣耳聋

  E. 齿摇发脱

28. 对表证的下述认识哪项欠妥？（　　）

  A. 新起之病必是表证

  B. 表证有外邪的侵袭

  C. 表证的病位较表浅

  D. 久病多数已无表证

  E. 表证可发展成里证

二、B 型题

  A. 面色萎黄无华

  B. 面色虚浮微黄

  C. 面色青黄相兼

  D. 面目黄色鲜明

  E. 面目黄色晦暗

29. 阴黄病人的面色是：（　　）

30. 脾虚湿蕴病人的面色是：（　　）

  A. 舌质嫩胖，苔白润滑

  B. 舌淡胖嫩，苔黄滑

  C. 舌边青或有斑点

  D. 舌质淡红，舌苔白腻

  E. 舌绛少苔有裂纹

31. 热伤营阴可见：（　　）

32. 阳虚水停可见：（　　）

33. 阳虚之体，痰湿化热可见：（　　）

  A. 虚实夹杂证 B. 真实假虚证

  C. 虚中夹实证 D. 真虚假实证

  E. 实中夹虚证

34. 两胁胀痛，偶有刺痛，右胁下有肿块，食少，腹胀，疲乏，舌有紫斑，脉弦涩。为：（　　）

35. 长期咳喘，浮肿尿少，心悸，痰多色白，张口抬肩，不能平卧，苔滑，脉虚数。为：（　　）

36. 食少，便溏，体瘦神疲，昨起腹胀痛，腹泻不爽，屎气极臭，舌淡苔厚，脉弦。为：（　　）

  A. 身热夜甚，神昏谵语，舌质红绛

  B. 身热躁扰，斑疹密布，舌质绛紫

  C. 身热躁扰，谵语，口渴欲饮，舌绛苔黄燥

  D. 壮热烦渴，腹满便秘，舌红苔黄燥

  E. 高热口渴，烦躁，斑疹密布，舌绛苔黄燥

37. 气分证的临床表现是：（　　）

38. 气营同病的临床表现是：（　　）

39. 气血同病的临床表现是：（　　）

  A. 肝郁化火 B. 食滞内停

  C. 心脾两虚 D. 心肾不交

  E. 心肺气虚 F. 肝肾阴虚

  G. 心火独亢

40. 夜不得眠，脘闷腹胀者属：（　　）

41. 心烦不眠，腰膝酸软者属：（　　）

42. 腹胀便溏，心悸健忘者属：（　　）

  A. 肝阳上亢证 B. 心脾两虚证

  C. 痰浊中阻证 D. 肝肾阴虚证

  E. 肝火炽盛证 F. 脾气下陷证

  G. 心血亏虚证

43. 眩晕，动则益甚，气坠乏力，舌淡，血压低者，最宜诊断为：（　　）

44. 眩晕头痛，口干口苦，便秘，舌红，苔黄者，最宜诊断为：（　　）

45. 眩晕头重，胸闷呕恶，苔腻，脉滑者，最宜诊断为：（　　）

46. 眩晕耳鸣，头目胀痛，易怒失眠，头重脚轻者，最宜诊断为：（　　）

三、X 型题

47. 辨证的目的是要明确哪些内容？（　　）

A. 疾病全过程的规律

B. 疾病现阶段的本质

C. 明确特殊的病因

D. 确定当前病因病性

E. 概括出完整的证名

48. 芒刺舌可见于下列哪些病变？
（　　）

A. 心火亢盛　　B. 胃肠热盛

C. 肾阴亏虚　　D. 肝胆火炽

E. 肺阴亏虚

49. 舌诊的原理有哪些？（　　）

A. 脏腑精气上荣于舌，脏腑病变反映于舌

B. 气血上荣于舌，舌的变化与气血的盈亏和运行有关

C. 舌赖津液以滋润，望舌可知体内津液的盈亏

D. 舌为脾之外候，舌苔由胃气薰蒸而成

E. 肺系上达咽喉，其气上充于舌

50. 胃气不降可出现下列哪些症状？
（　　）

A. 呕吐　　　　B. 呵欠

C. 呃逆　　　　D. 嗳气

E. 喷嚏

51. 涩脉的主病有哪些？（　　）

A. 血瘀气滞　　B. 湿邪阻滞

C. 精伤血少　　D. 痰食胶固

E. 元气离散

52. 肾气不固证与肾阳虚证的鉴别根据有哪些？（　　）

A. 有无形寒肢冷

B. 是否夜尿频多

C. 是否胎动易滑

D. 是否阳痿早泄

E. 是否五更泄泻

53. 下列哪些证均能出现心悸怔忡？
（　　）

A. 心肾不交证

B. 心脉痹阻证

C. 心肾阳虚证

D. 心肝血虚证

E. 肾虚水泛证

54. 寒证与热证之间的一般关系有哪些？（　　）

A. 对立互斥　　B. 证候转化

C. 互不分离　　D. 证候真假

E. 证候出入

55. 临床常见的津液亏虚证有哪些？
（　　）

A. 肺燥津伤证

B. 脾虚液亏证

C. 胃燥津亏证

D. 肠燥津伤证

E. 肾虚津伤证

56. 下述哪些属于病情表现一致？
（　　）

A. 热深厥亦深　　B. 形盛脉实大

C. 大实有羸状　　D. 形羸脉虚弱

E. 至虚有盛候

四、是非题

57. 泄泻既是便次的异常，又属便质的异常。（　　）

58. 按诊摸法是用手指或手掌轻轻接触病人局部皮肤，以了解肌肤的凉热润燥等情况。（　　）

59. 心悸怔忡，伴面色萎黄，神疲乏力，纳少便溏，脉弱。诊断属于心血虚证。
（　　）

60. "病性"可称为"病机"，与导致疾病发生的原始因素（病因）的概念不完全相同。（　　）

五、填空题

61. 舌苔由燥转润，提示_____，或

151

_____。（2分）

62. 因实致痛的病机是_____；因虚致痛的病机是_____。（2分）

63. 迟脉主_____，亦可见于_____。（2分）

64. 寒邪袭表所现证候，可称为_____证、_____证、_____证、_____证。（2分）

六、简答题

65. 何谓病性辨证？（3分）

66. 何为脉位？（2分）

67. 胆郁痰扰证有何临床表现？（4分）

七、判断说明题

68. 某患者失眠，伴心烦而悸，梦遗，头晕，舌红无苔。诊断为心火亢盛证。（5分）（　　）理由：

69. 由于教材内容的公认性，故临床上的证名诊断不应超出教材的范围。（3分）（　　）理由：

八、论述题

70. 为什么说表里辨证对外感病的辨证尤为重要？（4分）

71. 常见的气血证候可分为哪些类型？（4分）

九、病案分析题

72. 女，56岁。长期咳嗽，以冬春为甚，吐痰色白，易咯；畏寒肢凉，身体肥胖，下肢微肿，头晕，神疲思睡，脘痞，纳呆食少，白带较多，舌淡边有齿痕，苔白滑，脉沉缓。指出其最主要的病因病性，分析证候。（7分）

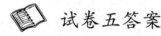 试卷五答案

一、A型题

1.D	2.C	3.C	4.E	5.B
6.B	7.E	8.B	9.E	10.C
11.D	12.C	13.D	14.A	15.C
16.B	17.A	18.D	19.A	20.C
21.A	22.D	23.E	24.B	25.C
26.D	27.A	28.A		

二、B型题

29.E	30.B	31.E	32.A	33.B
34.E	35.C	36.A	37.D	38.C
39.E	40.B	41.D	42.C	43.F
44.E	45.C	46.A		

三、X型题

47.B，D，E　　48.A，B，D
49.A，B，C，D，E 50.A，C，D
51.A，C，D　　52.A，C，D，E
53.A，B，C，D，E 54.A，B，D
55.A，C，D　　56.B，D

四、是非题

57.Y　58.N　59.N　60.Y

五、填空题

61. 热退津复（1分），饮邪始化（1分）。共2分

62. 不通则痛（1分）；不荣则痛（1分）。共2分

63. 寒证（1分），邪热结聚之实热证（1分）。共2分

64. 表实寒（0.5分），外/表寒（0.5分），寒邪束/袭表（0.5分），太阳伤寒（0.5分）。共2分

152

六、简答题

65. 病性辨证是在中医理论指导下（1分），对病人所表现的各种症状、体征等进行分析、综合（1分），从而确定疾病当前证候性质的辨证方法（1分）。共3分

66. 脉象要素之一（0.5分），指脉搏跳动（0.5分）显现的部位（0.5分）和长度（0.5分）。共2分

67. 胆怯易惊，惊悸不宁，失眠多梦，烦躁不安（1分）；胸胁闷胀，善太息（1分）；头晕目眩，口苦呕恶（1分）；吐痰涎，脉弦（1分）等。共4分

七、判断说明题

68. （×）（1分）。理由：应诊断为心肾不交证（1分）。具有失眠，心烦，心悸等心火偏亢见症（1分）；具梦遗，头晕，舌红无苔等肾阴亏虚，相火妄动（1分）症；并有阴虚内热见症（0.5分）；无实火内炽见症（0.5分）。共5分

69. （×）（1分）。理由：教材所列证型不能满足临床辨证需要（1分），故可据实际需要概括出正确证名（1分）。共3分

八、论述题

70. 内伤杂病一般属里证，分表里的实际意义不大（1分），外感病位往往是由表入里（0.5分）、由浅入深（0.5分）、由轻到重（0.5分），辨表里可察知病情的轻重浅深及病机变化的趋势（1.5分）。共4分

71. 一方面为气血的亏虚，主要包括气虚证、血虚证，属虚证的范畴，气脱证、血脱证、气陷证、气不固证，一般是气血虚的特殊表现（2分）；另方面为气血的运行失常，主要有气滞证、血瘀证，一般属实证的范畴（1分）。所谓气逆证、气闭证，一般属气滞的范畴；血热证、血寒证实际为血分的热证、寒证（1分）共4分

九、病案分析题

72. 主要病因病性——痰（1分）。证候分析——痰浊停肺，则见咳吐白痰（1分）；痰留肌肤，表现为肥胖、下肢肿（1分）；痰蒙清阳，见头晕神疲，思睡（1分）；痰浊中阻，故脘痞纳呆（1分）；痰湿下注，则白带量多（1分）；舌有齿痕、苔白滑，亦为痰湿内盛之象（1分）。共7分